敲響銅鑼　返聽自心

銅鑼音療入門

STRIKING THE GONG & LISTENING TO YOUR HEART

An Introduction to Gong Sound Healing

方柏驊　著

by Jai Gobind Singh

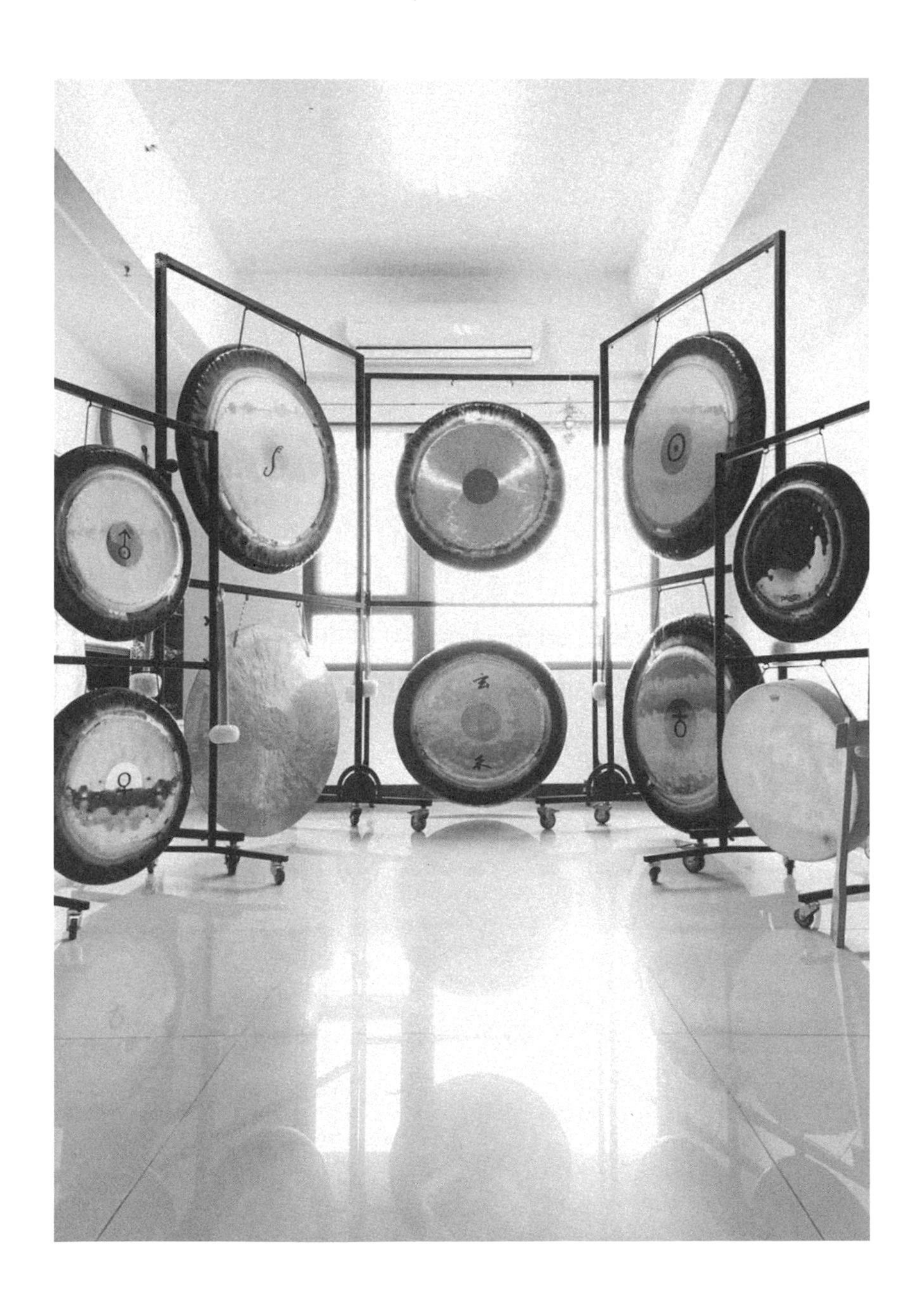

AUM...

銅鑼是個圓，象徵生命的圓滿。

在圓裡能聽到生命的智慧，經驗到寂靜中的慈悲。

藉由聆聽鑼音，解脫受苦的心，踏入清淨解脫的道路。

生命猶如一顆銅鑼，
表面佈滿了無數錘打的凹痕和火焰的鍛燒。
這些試煉雖曾帶來傷害，但也淬鍊了生命，讓我變得更堅韌。
就像銅鑼經過錘打，最終成為了喚醒靈魂的法器，
這些挑戰也塑造了我的內在力量，
讓我更能理解他人的痛苦和需求，
明白生命並非一帆風順，而是充滿起伏和轉變。

傷痛經驗使我得以與他人建立情感連結，
並在他們需要時提供支持和療癒。
經歷了種種風雨後，我期許自己能夠成為鑼錘，
以療癒之力搥打他人內心，更能夠溫柔地觸碰他人的情感，
協助他們解放壓力，獲得療癒。

願為整體利益而轉動，
期望將所學、所獲，透過本書無私地奉獻給需要幫助的人，
讓更多人能順利進入銅鑼療癒的世界，
並為他人帶來希望與力量。

目錄

推薦序①

一個圓，一道光的共振力量

銅鑼作為一種古老的樂器，其歷史可以追溯到公元前六世紀，出現在中國的圖像中。它在古代文明的發展中扮演了重要的角色，不僅在東方，也在古羅馬文化和宗教活動中佔有重要地位。銅鑼被廣泛用於宗教儀式、祭祀、慶典和戰場上，其聲音具有神聖的力量，能夠與人類的情感和意識共鳴。

我與銅鑼的緣分始於 2010 年的紐約，那年參加由銅鑼大師 Don Conreaux 帶領的銅鑼工作坊。在活動中的一個放鬆身心的時刻，我直接感受到銅鑼聲音所帶來的震撼與力量。隨後，在當地參加了為期一個月的昆達里尼（Kundalini）瑜伽課程，不同的老師使用銅鑼作為圓滿課堂的聲音，敲打銅鑼的時間可以長達十多分鐘，讓我更深入地了解銅鑼所創造出來的聲音和空間。每次敲打銅鑼時，我都能強烈地聯繫到當時的聲音記憶。

我與本書作者方柏驊的緣分始於 2016 年，他來參加我在台灣舉辦的頌缽工作坊，算是我在台灣早期的學生之一。對我來說，銅鑼和頌缽基本上沒有任何區別，它們都是體鳴樂器；儘管聲音的傳播方向不同，頌缽的聲音內聚沉穩，而銅鑼的聲音則外散滲透，但最終兩者的聲音都直指人心。

從學習的過程中，敲擊任何樂器都需要基本的技巧。隨著練習，當我們達到某個階段或境界時，不再執著於聲音的好壞，也不讓聲音擾亂我們的心，便能統一所有的聲音，進入寂靜的境地。銅鑼，一個圓，一片震動，像太陽的光芒普照著，「聽者」和「表演者」在這共鳴下相遇，在空氣中達到聯合。聲音本是中性，非有非無存在著。銅鑼是一道橋梁，讓我們體驗當下生命的真實存在。

《敲響銅鑼　返聽自心：銅鑼音療入門》以簡單易懂的方式介紹了銅鑼，從基本原理到敲擊技巧，幫助讀者建立基礎認知，為一切學習打下基石。書中不僅介紹了銅鑼的演奏方法，還深入探討了聲音的本質以及與我們內在世界的聯繫。柏驊用他豐富的經驗和深厚的知識，帶領我們進入銅鑼的世界，與我們分享他與銅鑼相遇的故事以及如何在這段旅程中發現自己的聲音。透過與銅鑼的互動，我們可以為自己創造一個平靜的空間，探索內在的聲音，並與世界、人類、眾生和好。

曾文通

頌缽藝術家 ｜ Allpamama 創辦人 ｜《聽聞頌缽》作者

推薦序②

優先看到這本著作的內容，甚感榮幸。回想起與玄禾大師兄認識的經過。當時是在 2017 年 9 月的時候，有幸參與到國際知名的銅鑼大師 Don 老師在台灣開設的銅鑼音療課程。我帶著小女兒和婆婆一起住在埔里的牛耳藝術中心，在課程期間，總是看到玄禾大師兄熱心的忙進忙出。因為當時我是初學者，每當老師要找人示範的時候，玄禾大師兄總是被老師點名或是自願上台，讓人印象深刻。

玄禾大師兄對大家都很照顧，身為初學者的我，常常坐便車和他夫人（當時他們還沒交往）一起去吃飯。就這樣，我總是叫他大師兄。這跟宗教無關，純粹是內在的尊敬。因為他最認真、最有服務心、也最願意提攜與協助我們這些晚輩。

而這份熱情，讓我最感動也最敬佩的：竟然不只是在課程期間，也不只是在課後幾個月……從 2017 至今，我已經看到玄禾師兄不計成本的在各地做銅鑼服務。

要知道：銅鑼是非常重的。初期沒有那麼多的鑼師和鑼，大家辦一次活動，就需要借鑼。我的鑼常常被借出，但不只是搬運很重，到場之後，還有鑼架要組裝，表演結束後，鑼架又要再次拆解，鑼又要送回原處。這些看起來理所當然的流程。實際做一次，感受到了銅鑼的重量，你就會知道，要服務不是有心就可以，要有力量。

曾經，我與一些鑼師合作演奏徹夜銅鑼祭典。那也是從中午就要佈置空間，迎接參與的學員，到整個晚上互相支援的演出，再到隔天早上日出清晨才落幕。真的沒有熱情，無法完成一次又一次的搬運，與徹夜演奏。

但我看著玄禾師兄，在各地一次又一次的辦著活動，用他的車子載著重重的鑼，去各地服務，帶給人們內在的寧靜與釋放，真的很令人感動。後來看著師兄為了鍛鍊自己的身體，能夠支撐銅鑼的演奏，而做了好久的 108 次大禮拜，我也好敬佩。

師兄的太太，是我昆達瑜伽師資的同學。有一天我看著臉書，發現他們成為伴侶了！真的又驚又喜！天啊這是什麼樣的緣分，兩個人的調性不同，師兄是金牛座的沉穩，而太太是水瓶座的靈活，這兩個人怎麼互動和磨合呢？

但是，果然有修行的人就是不一樣。看著他們兩個各自經歷內在的考驗與穿越課題，經過時間的洗禮，我感覺到兩人的面相越來越柔和，散發著愛的光芒，這不是普普通通的互相忍讓就可以做到的。 因為兩個本是自由的靈魂，卻願意在各自都已經有了成就有了既定的道路和形象的時候，去打破自我，去彼此成就，去放下內在已經習以為常的生活與價值。真的是很有勇氣。

更多的故事就請大家去看書中內容吧！

在這本書裡，師兄真的是不藏私的把銅鑼的知識、演奏技巧、安排一場祭典的方式都分享了出來，簡直可以當作一本教科書了。

除此之外，也融合了瑜伽呼吸法、冥想、還有一些動作，幫助參與的學員們，可以更快的進入銅鑼的聲音振動之中，享受鑼聲的療癒喜樂。

最後很讓我震撼的是，師兄分享了自己的靈魂暗夜。看到他經歷了弟弟／父親／母親的逝去，我能夠感受這是一個多大的悲痛，也能夠理解他是一個多麼善良有愛的人。

在經歷這些創痛之後，重新找回療癒的力量，要協助那些創痛的靈魂可以走出身心之苦，這是多大的願望。

真心的祝福這本書可以啟發和照耀許多尋找光的靈魂，也都能夠在鑼聲的療癒之中，找到心與家。

張紫瑜（張韋婷）

著有《如果你不為自己而活，誰為你而活：自我重生的 22 個療癒配方》

粉絲專頁／IG／YouTube 頻道：我是歐拉地球揚升大師

推薦序 ③

哇！玄禾要出書了，Wahe Guru*！他要出一本關於銅鑼的書，終於有人要以中文寫出一本關於銅鑼的書。在驚歎後，我有莫名的感動。 *Wahe Guru 是祝福的話，意思是「當我經驗到無可言諭的智慧時，我感到狂喜。」

玄禾是我和 Don Conreaux 大師到臺灣正式教授「鑼道——the way of the gong」和整體共振銅鑼（Gongs of the holistic resonance）音療課程的第一屆培訓班的學員。我住在上海，玄禾在高雄。我曾經在兩岸三地教課，認識很多學員。多數學員我不記得，但每一次培訓總會有某些學員給我留下深刻印象，玄禾就是這樣的一位學員。

當時我看到他每天總是一早就在教室裡面練習。我後來才知道他就睡在蚊子很多的教室裡。不過，他總是看起來很精神、很整齊。培訓時他坐在前面，只要 Don 大師需要學員上來示範，他總是精神抖擻地應答：「Yes, Sir.」「No, Sir.」看著他有力地應答，在旁助教兼翻譯的我覺得很有趣。也許是因他很願意挺身而出，我就會經常叫他出來示範。我聽到他不斷地重複「Yes, Sir.」「No, Sir.」他以簡單的方式用老師懂的話語回應——這就是在互敲有機生命鑼——達到和諧共振。對於 Don 大師而言，鑼不只是銅鑼，你、我都是振動體，能起到和諧共振，你就是鑼、我也是鑼，我們都是鑼。

認識玄禾至今有八年了。說起來我們只有在第一次培訓時見面。因為我住在上海，我平時很少看 Facebook 或 YouTube。在美國時偶爾看到他發佈的資訊，看到他練鑼的照片；看到他在公園裡練習吹海螺。他吹得非常好。接著他開始辦大小的銅鑼活動。我萬萬沒想到原來他做了那麼多銅鑼活動。我很感動也很受啟發。人與人的相識靠緣分。緣分到底是什麼？在十多年前我需要背個大圓包，裡面裝個二十四吋或二十二吋的小鑼和羊毛墊搭火車去不同城市教課。如果我搭飛機，在過安檢時總是會被問到：「那是什麼？」我答：「銅鑼。」對方總是驚訝問：「銅鑼是什麼？」我答:「打擊樂器。」暗地裡，我感覺自己是個有祕密寶器的俠女。這面鑼不是只是 ongongongong 作響而已。

我開始敲鑼也是因為教昆達里尼瑜伽課時會用到。在一次二級教師培訓中，主培訓師一上午就讓我們接二連三的練了好幾套冥想配合很強的調息法。等到終於結束了，我感覺很虛脫，他讓我們躺下來放鬆。我和隔壁的一位中美洲來的外交官對視，我倆心照不宣的微笑——終於可以躺下來了。教室很大，臺上的鑼不大。我也顧不得評判鑼和這個空間不成比例，完全地放鬆地睡過去了。我隱隱約約聽到來自遙遠的鑼聲，彷彿是外太空傳來的振動聲。不知過了多久，我進入了一個光的隧道。炫亮的白光、金光、紫光、藍光、綠光、橙光 ...... 在我的周圍旋轉。太神奇了，美不可言。我忽然想到此時我人在泰國，我剛才在幻境中看到的紫光與綠光，比我看到最美的泰國蘭花的紫和綠都還美。忽然間，我聽到自己對自己說：「我出來了。」此時，鑼聲戛然而止。我有點懊惱，還責備自己：「你幹嘛說『我出來了。』」我被這次的神祕體驗深深地吸引。我期待再次有這種體驗。但是，再也沒有了。十多年過了，我和銅鑼也成了生命共同體。我也不再癡迷神祕體驗。然而，銅鑼經常帶來意外發現。

自古以來中國的民俗活動就會用到銅鑼。我們在戲劇裡可以見到某個演員會拿著一面小鑼全場跑龍套，添加劇情的興奮效果。在一次培訓中，一位男同學在銅鑼浴時再次經歷他兒時父親出殯時的場景，化解了他對銅鑼聲的恐懼。而我在母親遺體被推進焚化爐前被站在一旁的主持人猛烈的鑼聲給嚇到。我經歷了超度亡靈的敲鑼聲，明白為什麼有人會因此被嚇到。

銅鑼能夠啟發人的創造力，而且每個人都可以將自己所學的與鑼結合。沒有一個人和銅鑼建立「客觀性」的關係，對聲音的喜好更是主觀的。Don Conreaux 大師說宇宙是個太鑼。你是鑼、我是鑼、我們都是鑼。銅鑼是個喚醒生命的媒介，銅鑼是個Guru，真正的老師。有句話說，當學生準備好了，老師就會出現。玄禾的生命因銅鑼而改變。因銅鑼他活出了內在自己；因銅鑼他療癒了創傷；因銅鑼他釋放內在的勇氣，踏上英雄之旅；因銅鑼他找到了歸宿；因銅鑼他找到了靈魂伴侶；因銅鑼走上天命之道。《敲響銅鑼　返聽自心》是本敘述一個生命因與銅鑼相遇而成長的故事。如同銅鑼的聲音千變萬化。昆達里尼瑜伽大師 Yogi

Bhajan 說「 Ong 」是創造豐盛之聲。鑼，gong——G~ong，持續不斷地創造「ong」，銅鑼是豐盛能量的「發電機」。願讀者受到玄禾的生命故事啟發，愛上銅鑼；願更多的人透過鑼得到療癒，獲得圓滿。你是鑼、我是鑼。如同普世問候語：

我獻給你和平
我獻給你友誼
我獻給你愛
我聽到你的需求
我看到你的美
我感受到你的感受
所有的智慧來自於最高的源頭
我尊崇你內在的源頭
讓我們共同合作
你是我真實的自我
我是你另一個自我
我們是一體的
就是如此。

就是如此，在鑼聲中我們融合為一體。
在鑼聲中我們得到指引，回到心靈的歸屬。

冷繼珊

大中華地區第一位鑼道傳播者 ｜ KRI 首席培訓師 & 培訓師導師

推薦序④

「我不害怕曾經練過一萬種踢法的人，
我害怕一種踢法練過一萬次的人。」——李小龍

認識柏驊十二年，最初是在臉書上，被他優美精彩的文筆所吸引，爾後看著他一路的身心靈學習，以及在鑼道裡的一門深入、專注及忘我，我總是想到李小龍的這句話。

幾年來，看他辦過一場又一場的銅鑼浴、銅鑼祭，寫過一篇又一篇的心得與感想，其中所花的時間、努力，同為音療工作者的我，深知箇中滋味，那是一種近乎天命的召喚、是一種靈魂深處的觸動，也是一門技藝走到極致近乎於道的窺見。

初讀這本《敲響銅鑼　返聽自心：銅鑼音療入門》，會被作者的生命故事吸引——作者走過靈魂暗夜而後翻轉蛻變的歷程，讀來真實又揪心；而他與妻子在音療世界認出彼此的愛情，又如此神祕玄奇。

而我最受感動的，是書裡「銅鑼心法」的部分。書寫或介紹一個專業領域的技法，或許不是太難，網路時代很多資訊都是流通的。但是一個人在自己熱愛的領域下了多少功夫、內在有多少體悟……這種生命境界的揚昇，是無法模仿的。因而，從有形的技藝，到無形的心法，從有招式的敲擊，到拆解所有技法的唯心

任運，最後，虛實之間、有無之間，流動的，不僅是一種聲音的療癒法門，而是一種以聲入道的悟境。

而除了心法，書裡也對銅鑼愛好者，提出許多非常實用的經驗分享（我個人很愛鑼繩更換的部分）。尤其作者把這十幾年的鑼道學習，透過自身的努力、消化反芻與擴展，做有系統的技法整理解說，真是大大的裨益了有心學習銅鑼的人。這是一本不管銅鑼剛入門或資深愛好者，都不能錯過的好書。

楊寧芙

昆達里尼瑜伽及覺知孕育瑜伽老師｜光音仙境頌缽音療創辦人

靈魂卡、OH 工作坊、靈魂書寫工作坊帶領者

推薦序 ⑤

認識玄禾兄只是在一般的情境下，關於銅鑼的資訊溝通聊過。並沒有深入交談，或是真正交過朋友，但是從他的溫暖誠懇的聲音、體貼的關心，可以感受他內在的質地、柔軟度、氛圍、能量、節奏、韻律……再從網路文章調性、觀點印象……可以勾勒出一種分類，那就是好人屬性的、善良的、友愛的、溫暖的、良藥的、正向的、可以信賴的……以上的歸類，可以與敲鑼輸出的功率品質劃上等號。他是可以付出關懷，真心付出愛的療癒師。

他對愛的執著，感動了妻子，抱得美人歸，無條件的付出也讓婚姻美滿幸福，這些都是珍貴的療癒核心。愛是一切的解藥，是療癒的根法。技術只是梯子而心法才是上層的功夫體會，那就是愛。玄禾具備了對愛的體現，他是值得跟隨學習的銅鑼導師，等待大眾發現了他的大師光芒，求教者當如過江之鯽。

鑼，經過他的詮釋，猶如蠶吃桑葉，吐絲製成絹絲布匹，與其他的蛾也吃葉子，結果卻完全不同。敲鑼，或是汲取銅鑼的書本知識，抑或求教於銅鑼導師學習，這力量的源頭都是意識，也就是靈魂。所以跟隨的導師品質是選擇的關鍵，聽其言、觀其行、讀其文、閱其色……這些都是尋找一位優質導師的條件。銅鑼的威懾力道，猶如關刀橫掃戰場。也像是瀑布般摧枯拉朽徹底淨化泥濘壅塞。但是關刀、赤兔馬需要英雄才能駕馭，玄禾兄英雄是也！

趙歌

「黃裳元吉 · 療癒文化」創辦人｜專業催眠治療師及訓練講師｜臼井靈氣師父

推薦序 ⑥

某一天收到玄禾老師的訊息，他說希望我為他的新書寫推薦序。當下我有些驚訝，我說：「我離開銅鑼很久了，現在也不做銅鑼的活動了，我的推薦序應該沒什麼說服力吧。」他說：「因為我的第一面銅鑼是跟妳買的，所以妳在我的成長過程中有一個重要的位置。」哇！這還是我頭一次遇見一個人這樣跟我說。那一定是表示他對銅鑼有極大的重視，而且是真心的熱愛，才會把這麼一件小事記在心上。

2016 年我和楊寧芙老師邀請 Don Conreaux 老師來台灣教授銅鑼師的培訓，在那幾年也陸續請 Don 老師開授進階的銅鑼培訓課程。我自認對音療是很麻瓜的人，當時只是很喜歡銅鑼師們一起工作，辦活動和玩聲音的經驗。因為我本身主要的時間和精力都投注在昆達里尼瑜伽的教學和培訓師的訓練過程，所以在 2018 年決定不再做銅鑼的活動，我覺得與其讓我這個半吊子組織銅鑼培訓，還不如讓其他真正有心的老師去做，於是鼓勵台中的 Sat Siri Singh（林昀蔚）老師、台北的玄禾老師以及高雄的陳永宏老師去組織銅鑼的培訓。這幾年來我也很高興看到他們三位在音療領域上的成長。

玄禾老師是我見過最熱愛銅鑼以及聲音療癒的人，對於他一直在聲音療癒上的投注與專注非常的佩服（如同他書中提到他太太因為他的專注而對他刮目相看）。他不只孜孜不倦的教導學生，服務了許多機構及個案，還開發了自己的工具。他做的這些早就是我望塵莫及的事。看了他新書的原稿，就好像真的看到他本人在我面前一樣真實。這一份真實是做為一個療癒師非常重要的特質。也期待觀看本書的讀者能夠領略音療的美麗，或者也為療癒需要的人而盡一份力。

陳秋榛

雲那裡瑜伽負責人 ｜ 臨床心理師 ｜ 昆達里尼瑜伽首席培訓師

推薦序⑦

敲擊到靈魂深處，是我第一次聽到柏驊老師敲擊銅鑼的感受。我聽過很多的老師敲擊的銅鑼，都可以感受到頻率的振動、聲波的刺激、聲音在空間的回蕩。但唯獨只有柏驊老師所敲擊的銅鑼，會讓我與我的內心深處連結，甚至也會感受到自己前所未有的溫柔。

我記得我第一次告訴柏驊老師說我要向他學習銅鑼，後來還跟他一起合作課程。讓銅鑼跟瑜伽的課程結合在一起，讓銅鑼的聲波療癒帶領，在困難的體式中，去接受當下、去穿越疼痛、去放鬆緊綳壓力，創造美麗的合一。

當我聽到柏驊老師要出一本有關銅鑼的書，非常的開心期待，也很高興能夠幫柏驊老師的書寫推薦文。我在瑜伽的教學道路已經邁入第二十二年，深深地了解我們需要用不同的方式去刺激身、心、靈。尤其是聲音療癒，當我接觸到銅鑼，他的聲波振動真的跟一般的樂器不一樣。感覺身體的血液、神經系統、身體所有的細胞都跟著震盪起來。

我聽過很多老師敲銅鑼，但柏驊老師所敲擊出來的銅鑼，除了會讓我的血液、神經系統、細胞舞動起來之外，更特別的是內心有被深深地觸及，感覺內心深處完全的被療癒到。因為柏驊老師在銅鑼的學習及教學非常的認真，以及他對聲波音頻的敏感度，讓他敲擊出來的銅鑼療癒就是非常不一樣。很開心他把他的專長用文字表達出來寫成一本書。《敲響銅鑼　返聽自心：銅鑼音療入門》，讓更多的人去了解銅鑼去接觸銅鑼。

施彥竹

美國瑜伽聯盟 RYT200 師資培訓師 ｜ KRI 昆達里尼瑜伽專業培訓師

奉行瑜伽創辦人

推薦序 ⑧

柏驊兄是我在進行「梵音唱誦　亞洲巡迴」時結識的好友。在多場台北的唱誦演出中，我總能看到一位彬彬有禮、頭巾環繞的男士靜靜坐在我的前方，聆聽著並與我互動。當時我並不認識柏驊兄，但在不同場地的演出中總能見到他參與，使我們漸漸熟絡。

後來才得知柏驊兄是台灣非常資深的銅鑼音療導師，而我當時已經在「聲音療癒」這塊積極推廣梵音唱誦和頌缽音療多年。聲音的能量是無界的共振，在我致力於梵唱與頌缽的推廣中，我感覺到頌缽與銅鑼是有必要結合的。

因此，我向柏驊兄提出了學習銅鑼音療的想法。當時的情景歷歷在目：我問柏驊兄，學費多少？課程幾天？（因為我每一趟到台灣的行程都排得十分滿檔，無法參加太長時間的課程）

柏驊兄回答我說：你想學，我就教。你可以不辭勞苦地來到台灣為台灣人民帶來美麗的梵音唱誦，我不收你的學費，當作代表台灣對你的答謝！

我自然十分感激，但也不能白受了恩惠，因此我準備了一顆優質的滿月缽作為對柏驊兄的回禮。

當時我只有一天的時間在柏驊兄的工作室，與我太太一起迅速而專注地學習銅鑼音療。從早上九點到傍晚六點，我們沉浸在銅鑼的強大共振中，也見證了柏驊兄在銅鑼音療中的心血投入與對銅鑼音療的熱愛。

毫不保留，在有限的時間內，柏驊兄悉心指導，希望我能夠學到最多的知識。然而，我也很清楚，我只能在一天的時間內把我想學的、我所需要的帶回去。

柏驊兄是我在銅鑼音療中的啟蒙老師。也是他的啟發，讓我在把銅鑼音療帶回馬來西亞後，通過不斷學習，創建了「大地之母」的銅鑼音療系統，也把銅鑼音療帶上專業舞台，舉辦了許多場「十面埋伏」銅鑼音療巡迴演出。

閱讀了柏驊兄的著作《敲響銅鑼 返聽自心：銅鑼音療入門》，深深感受到柏驊兄的善良與細膩。書中充滿著溫婉睿智，提醒著、分享著他對生命的熱愛、對信念的堅持、對銅鑼的熱誠！

看著書稿，我彷彿回到學習銅鑼音療的那一天。這絕對是一本毫不保留的「銅鑼音療入門書」，強烈推薦給大家！

Bhajan Jeff 合十

大地之母身心靈學院 ｜ 馬來西亞大地之母音療協會創辦人

推薦序 ⑨

和方玄禾一同合作了多年的銅鑼培訓，我們共同創造了許多難忘的經驗。一直以來，他給人一種極為努力與堅毅的形象。

閱讀了方玄禾先生的著作《敲響銅鑼　返聽自心：銅鑼音療入門》後，我深受他的故事感動。玄禾的童年是一場尋找愛與和諧之旅，其奇妙的緣分讓銅鑼成為他表達內心世界的工具。他在成長過程中對銅鑼音療的探索不僅揭示了銅鑼的共振與療癒力量，同時也展現了他對生命和愛的深刻體悟。

從我個人的經驗來看，玄禾的故事讓我回想起自己在音療道路上的起點。不論是我開始踏上靈性之旅的昆達里尼瑜伽，還是深入靈魂深處的薩滿之道，以及與玄禾共同參與的銅鑼進階培訓，每一次的經歷都是一次深刻的自我發現和成長的契機。

玄禾的著作對於正在探索音療的初學者而言，是極佳的啟發，引導他們通向內在平靜與智慧之路。這本書不僅是玄禾個人探索的紀錄，更是對所有尋求內在平和的人的邀請。我祝福每一位讀者在音療的世界中找到自我，實現內在的轉化、療癒和幸福。

Satnam

林昀蔚

社團法人臺灣昆達里尼瑜伽教師協會理事長｜昆達里尼瑜伽專業培訓師

共感音流銅鑼培訓師｜德國 TimeWaver 量子信息場調和分析師

推薦短語

聲音可以被「看見」嗎？

那一年我們走遊絲綢之路，站在嘉峪關上，忽然聽見悠遠的頌缽聲，飄蕩在這歷史的古城牆；循著聲音，我們看到玄禾老師，一個人漫步徐行沿著城牆磨著缽……聽著聽著，恍惚聲音讓時光重疊，我們依稀看見在這大漠荒原上，商隊往返、兵士征戰，他鄉別故、鄉愁悵然，過往畫面勾起內在的情緒……有人哭了，雖然哭得有點莫名；但是，糾結的心門也被打開了。聲音讓我們看見畫面，這就是玄禾的頌缽，具有療癒的力量！

黃信義

如是聖境創辦人

進入內在平靜喜悅，是所有身心靈習修者在道途上一致的方向。路徑相當多元，透過呼吸、靜心、銅鑼音療的共振饗宴，能帶領我們一秒臨在。很開心玄禾老師能出版銅鑼音療的書籍，讓更多人能夠認識並進入銅鑼音療的世界，是一段與自己相遇的美好旅程。

陳盈君

左西人文空間創辦人

共同推薦

李欣頻 作家

蔡建安 建安國際教育學院創辦人

Ray 曼特羅頌缽創辦人

作者介紹

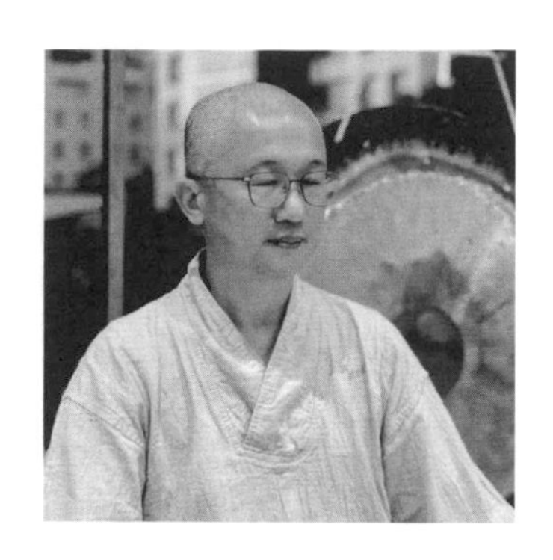

方柏驊（玄禾），瑜伽靈性名字（Jai Gobind Singh），1967 年生。銅鑼音療培訓師、昆達里尼瑜伽教師和臼井靈氣大師階導師。二十歲時歸依藏密寧瑪巴紅教學習。曾跟隨國際銅鑼大師 Don Conreaux 連續學習銅鑼音療三年，並且擔任 Don 老師台灣鑼道進階課程的主辦人兩年。

深耕聲音療癒分享已逾十二年，銅鑼音療培訓教學已七載，舉辦超過八百場銅鑼浴、銅鑼祈典。數千人次個案服務和銅鑼音療體驗，曾協助數千人從銅鑼音療體驗中獲得生命的淨化與重生，再造健康豐盛幸福人生。

目前在台北、台中和高雄持續舉辦銅鑼音療培訓課程和銅鑼、頌缽、水晶缽音流浴，積極培養對音療有興趣的朋友成為銅鑼瑜伽療癒師。推廣銅鑼結合瑜伽，希望每個家庭都有一面銅鑼，讓每個人都可以學會自我療癒，同時也能幫家人養生保健。

個人經歷

佛光山蘭陽別院銅鑼音療常規課

佛光山寶華寺銅鑼瑜伽養生課

慈濟志玄文教基金會養生銅鑼瑜伽課程

心經書寫 & 銅鑼音波供養課程台灣創始發起人

空中蟬蛹銅鑼浴台灣創始發起人

大拜懺結合銅鑼浴發起人

新北市新店療養院重度精神病患銅鑼音療課程

屏東身心障礙兒童銅鑼音療陪伴課程

台北弱勢團體銅鑼音療陪伴課程

每年元旦 1 月 1 日於台南舉辦戶外一〇八拜日式銅鑼浴，
推廣在大自然做瑜伽，聆聽銅鑼。

上海悠伽瑜伽集團十週年慶，帶領五百多人體驗瑜伽養生銅鑼浴，
推廣瑜伽結合銅鑼音療養生保健。

高雄瑜伽節帶領四百多位瑜伽學員體驗銅鑼瑜伽音流浴。

2019 年開始，自行設計製造四十吋和六十吋最穩固的
不鏽鋼銅鑼雙鑼架販售，大受好評。

2022 年引進台灣第一面 PAisTe 八十吋交響鑼。

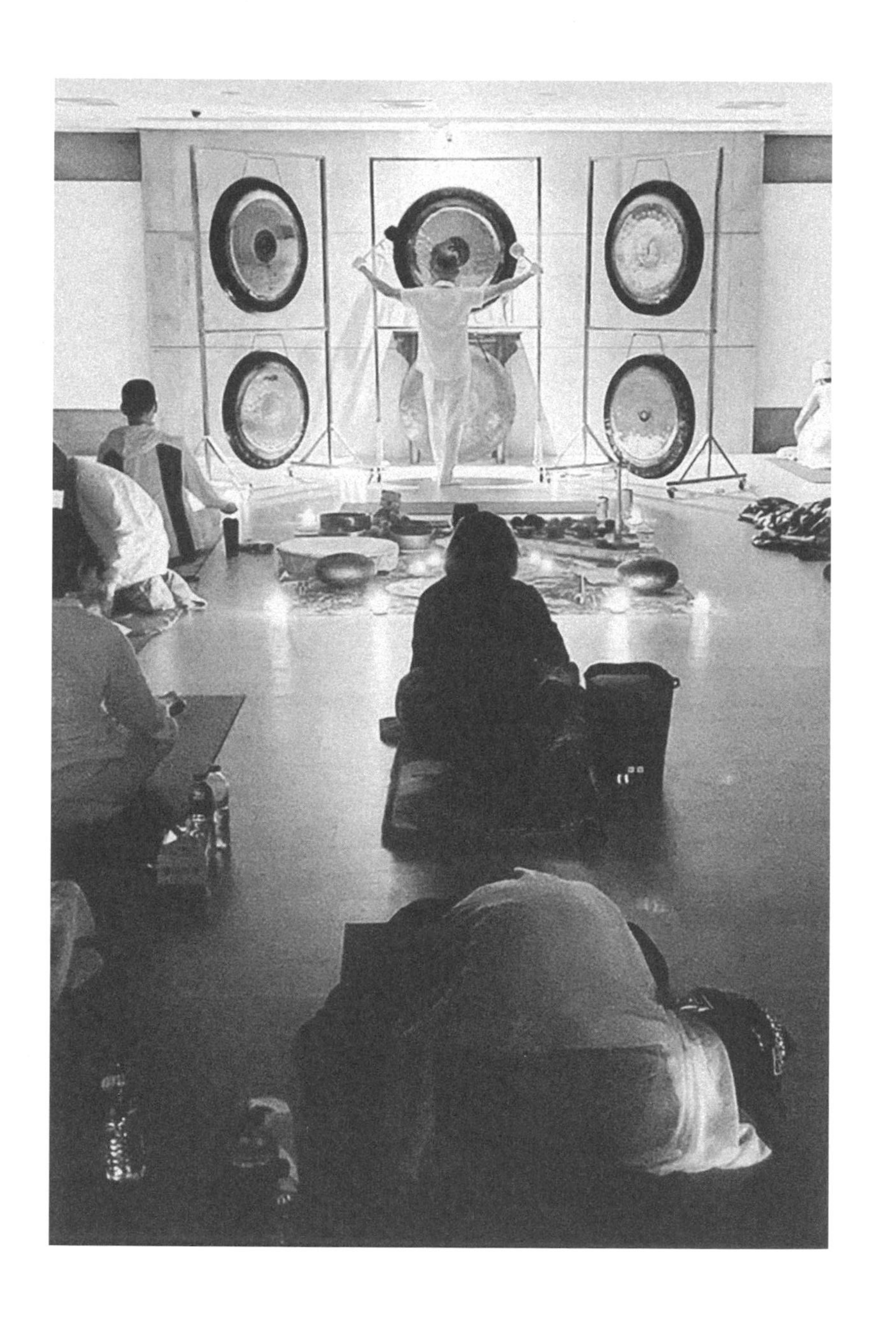

前言

演奏銅鑼具有深遠的靈性意義。
透過演奏，我們進入一個充滿智慧、慈悲和愛的境界，
與宇宙對話並傳遞其中蘊含的訊息。
這是一種修行，通向內在平靜和智慧的途徑。

銅鑼，這種古老的樂器，穿越不同文化，彷彿成為一道精神的橋梁，在各地發揮著獨特的詮釋與功能。

在中國，銅鑼被賦予神祕的力量。它在道教和佛教儀式中，靜靜地躺在冥想者身旁，助他們達到更深的修行。同時，古代中國的軍隊和宮廷也賦予銅鑼驅邪避凶的能力，讓它成為重要的信號工具。

而在印度，銅鑼則成了聯繫靈魂與神聖的媒介。它參與宗教儀式，揚起的聲音像是神祇的呼喚，也在印度教的寺廟和印度舞蹈中發揮儀式感和神祕的作用。

日本將銅鑼視為潔淨的工具，一種清除邪惡的方式。它站在神社和寺廟的門前，彷彿守護著一個純淨的領域，同時在日本的雅樂和能樂中，也透過銅鑼的聲音，表達情感與氛圍。

而在西方，銅鑼則在音樂的領域中發揮作用。它加強了樂隊和管弦樂團的音樂，賦予了動態的節奏和情感。神祕性或許不再是焦點，但它卻是音樂創作和演奏的一部分，用音符展現著情感的轉折和高潮。

不同文化對銅鑼的解讀，真實地反映了各地文化、宗教和藝術的特色。如同一面鏡子，它讓我們窺探著人類歷史和靈魂的情感，同時也讓銅鑼成為世界各地人們交流的共通語言。

①**放鬆與減壓**：銅鑼聲音的振動和共鳴可以刺激大腦，釋放舒緩和放鬆的化學物質，減輕壓力和焦慮，並帶來深度放鬆的感覺。

②**提升身心平衡**：銅鑼聲音能夠調整身體的能量場，平衡能量流動，幫助身心達到和諧狀態，提升整體的平衡。

③**改善睡眠品質**：銅鑼聲音療癒可以放鬆身心、調整腦波頻率、促進良好的睡眠品質、減少失眠和睡眠中斷。

④**提升身體能量和免疫力，促進身體排毒**：銅鑼聲音的共振能夠刺激淋巴系統和血液循環，促進細胞的新陳代謝和營養吸收，增強身體能量和免疫力。

⑤**增強心靈成長和意識覺察**：銅鑼聲音療癒可以幫助人們進入冥想狀態，深化意識覺察，提升心靈成長和靈性的體驗。

⑥**增加正向情緒和幸福感**：銅鑼聲音的聆聽和共鳴可以啟發愉悅的情緒和正向心境，提升幸福感和心理健康。

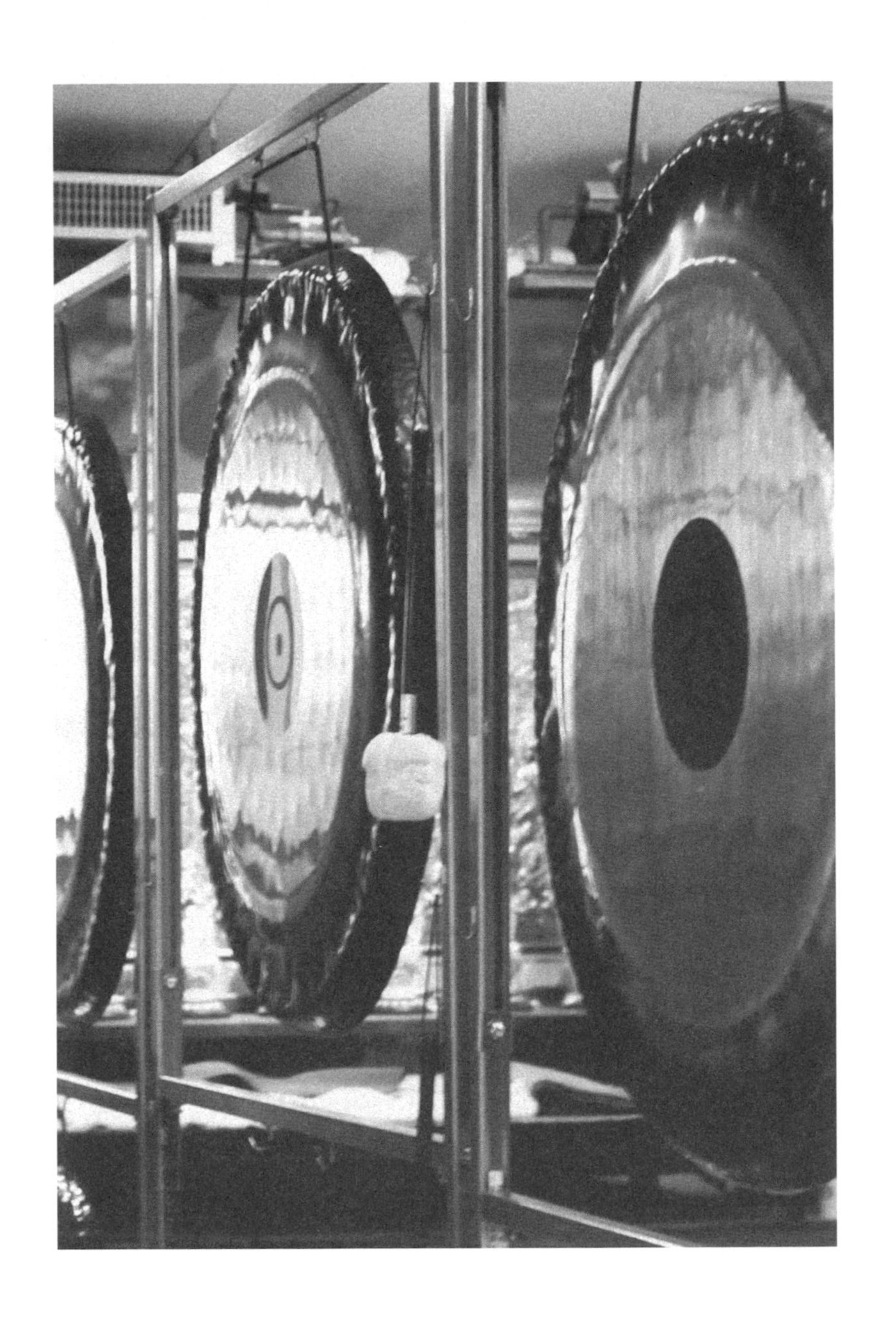

第一章

銅鑼療癒的起點

療癒來自於靈魂的感動，
而感動可能來自於各種不同的源頭，
包括藝術與美、大自然、信任、內在的觸動。
這種感動是一種深刻的情感體驗，
能夠觸發我們內在的情感共鳴、啟動自癒能力。

童年的心願

「希望每一個人都不再受苦。」這是我自幼以來的心願。

我是一個幸福的孩子。雖然父母四十多年的婚姻生活裡幾乎每天都在吵架，卻相當愛護我，給予我最多的愛。

父親是空軍，我們小時候住在眷村，小小的木造房子有四層樓，但沒有隔間，地勢較低，只要颱風來就會淹水。地板和天花板裡住了一大堆老鼠，每天早晚都會聽到牠們在天花板上賽跑。

等到我們睡了之後，爸媽才會開始吵架。而因為房子沒有隔間，爸媽吵架要很小心。有次不小心摔破杯子，我睡眼惺忪地揉著眼睛醒來，媽媽見狀趕快來哄我入睡，等我睡著之後，他們才繼續下半場。我雖然很想幫忙，可是當時太小了，不知道可以做些什麼。

我也是一個害羞的孩子，非常敏感，不太擅於和人交流，可是很喜歡觀察別人在想什麼。記得小時候有一項特殊的能力，就是可以隨時進入別人的思維，感受到他現在正在想什麼，這對我來說是一件很有趣的事。幼年的我懵懂無知，常常不知道大人的表達是為了什麼。如果不能知道他是站在什麼角度去說出這句話，常常會不知如何回應。

我一開始並不了解人們為什麼那麼在意別人對自己的看法，或是為了面子而選擇說謊話，或是畏懼權勢不敢表達自己真實的想法。雖然不了解他們為什麼有那麼多奇怪的想法，可是我感受到一件很重要的事情，那就是「受苦」。幾乎每個人都在受苦，而我的同情心和同理心似乎一直在跟他們受苦的震動共鳴。

「我希望未來這個世界上每個人都不要受苦，都能快樂的生活，都能真實的去愛和被愛。」小小的腦袋還不懂人世間的事，卻已經有了這個強烈的願望。

因為看到別人受苦，我也會感受到那份苦，那份苦讓心絞痛。希望他們都不要再受苦了，大家都能夠快樂的過生活。

雖然沒有人教過，可是我自然的就會雙手合掌向菩薩祈禱。小時候不認識任何神，媽媽都帶我們拜觀世音菩薩，我總是虔誠地向觀世音菩薩祈禱：「親愛的觀世音菩薩，請你讓所有我認識的人都不要再受苦了。請你幫幫忙，讓大家都快樂起來，讓爸爸媽媽都不再吵架。」

那時我才六歲，活在一個看似充滿愛可是又很艱困的環境。爸爸媽媽天天為了錢在吵架，而我只能跟觀世音菩薩訴苦。這個能夠跳到別人腦袋、了解別人在想什麼的能力，在幾年後被收走了。

在一個風和日麗的早上，我的腦袋出現了一個聲音，它說：「你可以了解別人在想什麼的能力，從今天開始要被關起來了，從此你只能待在自己的身體裡，你只能了解自己的想法。」

聲音是如此的輕柔和平靜，可是卻讓我的生命從此恢復到和一般人一樣，重新學習真實的表達和用心的交流，在人際關係的課題上一樣要從基礎開始學起。

進入銅鑼世界

2012 年，我四十五歲，某天內心莫名的收到某個訊息的召喚，提醒我必須馬上前往「雪士達山」。雖然內心感覺困惑不解，還是跟隨內在聲音的指引，立刻就在網路上找到一個雪士達山靈性旅遊團，為期二十一天。在地陪老師所安排的聲音療癒體驗課程中，我遇到了在歐美享有盛譽的聲音療癒師 Eric，他擅長豎琴、銅鑼和通靈，從此讓我與銅鑼結下不解之緣。

我永遠都記得那個充滿著喜悅和覺知的美麗下午，我們一行二十一人進入了 Eric 老師的夢幻莊園。在那典雅的教室裡，他開始撥弄琴弦自彈自唱，讓全體慢慢融入優美的旋律和歌聲中。不知道過了多久，我們進入某種奇妙的狀態，一個接一個的開始哭泣起來。

越來越多的人開始嚎啕大哭，我看見好多人開始出現溺水的反應，好像呼吸不到空氣，彷彿全體都進入一個被大洪水淹沒的場景。所有死亡前的恐懼、憤怒、哀傷、祝福與愛都在時空凍結的剎那間自然的流動和擴散著。彷彿全體都回到幾萬年前的一次死亡，在死亡的前一刻回溯一生，總結自己這一生的善惡。對自己的看法、我的最愛、我的遺憾都歷歷在目，最後因為靈魂的渴望，又回到了大地上。

我的頭腦不能夠理解發生的這一切，可是淚水無法停止的洶湧而出。我感覺到生命中所發生的一切都不是巧合，是我的願力引導自己再一次回到這塊土地。我直覺的感受到認得這塊土地，能夠感受到強烈的情感牽絆，就算一切看起來已經和當時完全不一樣了，我的靈魂還是可以憑著情感和對這塊土地的愛回到這裡。

結束之後，我感覺到釋放過後無比的輕鬆和雨過天晴的喜悅。在老師的說明下，才知道原來我們都回到了遠古時代列木里亞毀滅前的那一刻，有很多朋友當時是死於溺水，所以會呼吸不到空氣、拚命的掙扎。在當時的情境裡，我也彷彿感受到島嶼沉沒帶來的末日恐懼和無力感。

那時，我注意到老師的教室裡擺放了一面巨大的銅鑼。我當時被這個古老神祕的黃銅圓盤深深地吸引，馬上請問老師這個是什麼，老師溫暖的笑著說：「這是銅鑼，是用來遠距療癒的。」不知道為什麼，我的心中生出了強烈的好奇，忍不住地站在銅鑼面前仔細的觀察，可是卻又想像不出這個盤子能夠如何療癒？

因為對老師的信任和對銅鑼的好奇，預約了遠距銅鑼音療的個案。全團二十一個人，只有我預約了這個從美國到台灣的遠距銅鑼療癒個案。當我回到了台灣，在預約好施作遠距銅鑼音療個案的時間，我靜靜的坐在房間。本來以為這位美國的銅鑼老師會打電話，讓我邊聽銅鑼邊做療癒。結果電話沒來，我的身體倒是開始產生奇妙的變化。

在跟他用 email 預約個案的時候，他只跟我要了一張照片。當時有詢問他遠距銅鑼音療個案要如何進行？他說他會邊看著照片然後一邊敲銅鑼來療癒。當時他還說：「我會療癒你的七脈輪，請問你還有什麼地方要特別加強的嗎？」

「請特別加強療癒我的心輪。」

結果在約定的時間開始，身體開始變得輕盈，尤其是心輪。那一陣子我的心情很差，心輪非常卡，整個人很沉重。結果療癒一開始，心輪的堵塞一點一點被挖空。不到半小時的時間，心輪就完全的被清空，那份輕盈與喜悅是我在那之前的一生從未感受過的。我自動的進入喜悅和自在的狀態，所有的煩惱剎那間都不見了，當時我簡直不敢相信，不知道他是如何辦到的。

有了那一次親身體驗，我深深地相信銅鑼音療可以幫助很多人。我當時在心中暗暗決定要學習銅鑼，幫助更多的人恢復健康、喜悅和幸福。

感謝美國老師的引導，讓我體驗到銅鑼帶來深遠且遙遠的療癒力量。這段令人驚奇且神祕的經歷在我的生命中點燃了巨大的轉變和啟發。我後來開始了與國際銅鑼大師 Don Conreaux 的三年學習之旅，也成為台灣進階培訓課程的主辦人。接觸銅鑼療癒後，不僅帶來靈性上的快速成長，也帶來物質的豐盛，更讓我在學習銅鑼時認識摯愛的妻子。

在銅鑼中遇見愛情

我跟太太是在跟 Don 老師學習銅鑼的時候認識的，看見她第一眼時感覺似曾相識，後來有機會就想與她攀談，想知道她身上的什麼特質吸引了我。可惜她當時沒什麼興趣，總是簡單回答然後轉頭就走。

那時我生活大部分時間都花在銅鑼上面，可是心裡總是時不時會想起這個人。試著 Line 她幾次，她總是隔了幾天才回。

後來我去泰國佛寺跟出家和尚生活一段時間，之後又去印度達蘭薩拉想要拜見達賴喇嘛和十七世大寶法王，可惜機緣不具足，剛好都沒機會可以拜見。在聖地待了大約二十天，我發現自己每天自然而然就是會想起她。

每天都會想念一個人，開始對我的生活造成了困擾。我決定直接約她見面，看看有沒有機會做個朋友。我回國之後就 Line 她，跟她說我要去南部辦事，想順便約老同學見個面。她隔了兩天才回覆。那時，距離認識她已經一年了，卻是第一次單獨約她見面，雙方都有些羞澀。

第一天是我請她吃飯，聊到後來她就直接問：「你來找我的真正目的是什麼？我們又不熟。」我這個人比較單純，她直接問我也直接答，說很欣賞她，想多了解她。她也是一個直爽的人，說她其實對我沒什麼印象，也沒有興趣，最多就是做朋友。隔天她堅持要請我吃飯，吃完飯她希望我放棄追求她的想法，因為他覺得我不是她喜歡的類型，希望我不要浪費時間。

我很失望，吃完飯後就回家了。雖然無法追求她，可是我還是想跟這個人做個朋友，偶爾還是會 Line 她，她也總是輕輕淡淡的回著。我們就這樣斷斷續續的聯絡著，我每一天都會 Line 她，如果她同意我就會打電話小聊一下。可是始終處於我主動她被動的狀態。

直到有一天她主動打電話給我，在電話裡她有點氣急敗壞地說:「方柏驊，你到底在哪裡？」我聽她的口氣似乎不開心，跟她說我在台中啊，她繼續問:「你確定你在台中嗎？不是在苗栗嗎？」我說真的在台中啊，她繼續說:「你不要騙我，你一定在苗栗。我沒有答應你，你怎麼可以來苗栗看我。」我聽得一頭霧水，跟她說我現在真的人在台中。

她繼續問:「你在台中做什麼？」我跟她說，來台中參加一個薩滿噴鼻煙的活動。當天來參加的人非常多，當噴了秘魯的鼻煙之後，頭會爆痛，整個人會進入一種敏銳的覺知狀態，可能會想嘔吐，所以大部分的人噴完之後就會躺下來休息。而帶領的老師們，就會演奏樂器來引導我們經歷這個冥想的過程。

她問我在冥想的過程中發生了什麼？我說，被噴完鼻煙之後頭爆痛，只好讓自己躺下來休息，希望這個不舒服的狀態可以快點消失，當我沉靜下來的時候，我看見自己慢慢地往下墜，然後我就看見她微笑著出現在我的身邊，安撫我，讓我平靜下來。這時，因為身體還是很不舒服，我就伸手握住她的手。她的臉是如此真實，彷彿本人站在我面前一樣。而我握著她的手也有真實的觸感，真的感覺好像握住了她的手。

她說：「怎麼可能？怎麼可能？」我問她，剛剛到底發生了什麼事情？為什麼妳感覺有點驚慌？

她說，她們在苗栗鹿橋山莊參加昆達里尼瑜伽培訓課程。下午她們做完練習，就進入大休息。她說，矇矇朧朧中她似乎進入了夢鄉，可是卻清楚的感覺到有一個人握著她的手。她睜開眼睛一看，發覺我就站在她面前握著她的手。她說，當下她很驚訝為什麼我會出現在她上課的地方，她就急著起身，可是起身之後我就不見了。她真的以為我偷偷跑到苗栗去見她，還趁她瑜伽大休息時偷握她的手。

或許是因為這段神奇的經歷，讓她重新考慮了我這個人。在這件事情發生後幾個月，我們終於正式交往了。因為我們對銅鑼和瑜伽都有相同的興趣，在她的支持下，我不但可以做自己喜歡的事，還可以跟她互相交流、討論，思考能以什麼樣的方式來協助更多人體會銅鑼的美妙。

結婚之後，有一次我問太太：「那次在苗栗鹿橋山莊所發生的心電感應，是妳後來決定願意和我交往的原因嗎？」

太太看著我的眼睛認真地說：「不是。那不是我後來決定願意和你交往的原因。」

那究竟是什麼原因讓你最終改變了想法？她笑笑地看著我說：「在那事件之後，有一次我請你到我家幫忙換銅鑼的繩子，順便演奏了一場銅鑼浴。我在那個過程中，感受到你全然的專注和眼中閃耀的光芒。那種全身心的投入、發自內心的喜悅和你身上閃耀的光，都深深地吸引了我。我感受到你對銅鑼的熱情和愛，讓我內心有了不一樣的看見和感動。」

我還是忍不住追問，就只是因為這樣子？她笑笑地對我說，真的，就只是因為你完全的投入和專注，就讓我很強烈的感受到你是一個認真的人。後來，我們就看著對方的眼睛，相視而笑。

我的靈魂選擇了銅鑼，而銅鑼也不斷地幫我的人生提高能量，調整頻率。讓對的人來到我的身邊，讓我更可以專心的去分享銅鑼瑜伽。

銅鑼上師帶領我修身，協助我齊家。接下來我想運用我的天賦和才能去服務這個世界，協助更多人經驗到愛、覺醒、健康、療癒、力量、自信、接納、慈悲、智慧和幸福。

用心學習：DON CONREAUX 老師

今年我發願要協助八千個人獲得幸福，希望藉由銅鑼的天賦讓來參加課程的人真實經驗到身心靈深層清理、療癒和意識的轉化提升。

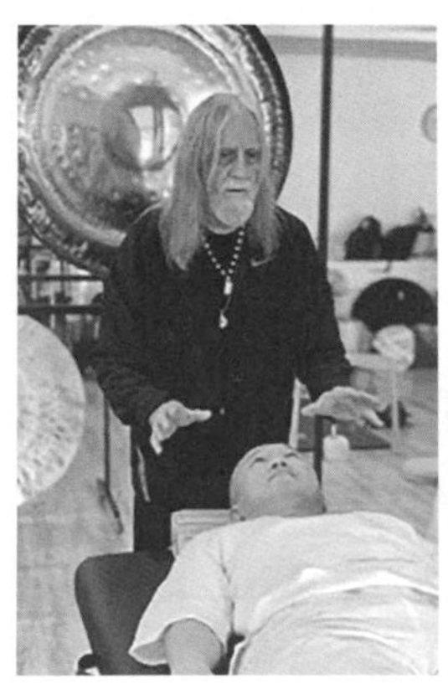
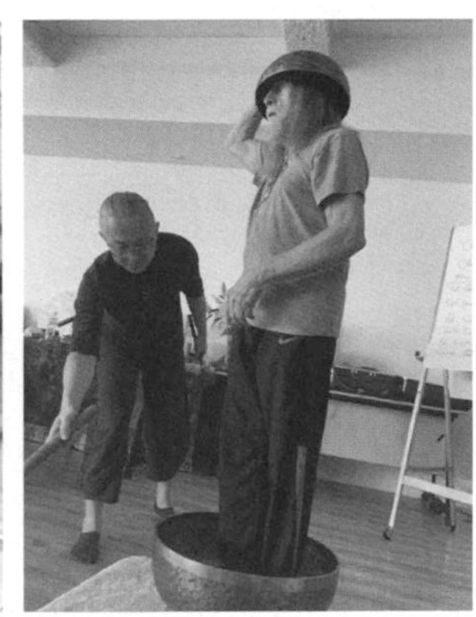

Don 老師和我在培訓課程示範一對一銅鑼音療和如何敲擊大腳缽

我的第一面銅鑼是跟陳秋榛老師購買的。那是一面三十二吋天堂八方鏡面鑼，正面有八個北歐盧恩符文的符號，象徵天堂的八個面向;它是被設計來做銅鑼鏡面冥想的，正圓心被精細的拋光打磨，像清透的鏡子。背面還有國際銅鑼大師 Don Conreaux 的簽名。這面鑼曾經陪伴我好幾年的時光，帶給我好多成長的回憶。既然買了 Don 老師的銅鑼，當然就要去上他的課跟著他學習，想不到後來就連續三年都跟著 Don 老師學習。

第一次見到 Don 老師，才知道他教銅鑼已經超過五十年了，銅鑼敲得好聽，海螺更是吹得出神入化，Shruti 手風琴演奏更是感動了很多人。當時就覺得老師真的多才多藝，常常面帶笑容，樂於分享，我也在連續三年跟他的學習裡受益良多。

第一次跟 Don 老師學習銅鑼，是連續十一天的課程。所有同學都住在埔里牛耳渡假村的旅館房間，我卻為了有更多的時間練習銅鑼，選擇連續十一天都睡在教室。雖然教室蚊子很多，但教室裡有二十多面銅鑼，還有許多其他的樂器讓我們可以自由練習。除了上課之外，課餘時間我都在摸索體驗不同的銅鑼頻率，每天從早到晚敲得不亦樂乎。

也正因為如此，我才發覺 Don 老師真的非常認真。他每天早晚都會固定到教室的窗外視察，看看同學們有沒有依照他的囑咐在早晚的空餘時間來練習銅鑼。大部分他來的時候都只有看到我一個人在練習，而我每次在練習銅鑼的時候都會看到他，才知道 Don 老師的用心，想要把每一位學生培養成真正的老師。

老師年紀非常大了，我坐在第一排，總是自動幫老師擦黑板、搬東西、寫課程內容。中午吃飯完大家都在休息，老師會額外吩咐我中午吃完飯後的工作，我也都甘之如飴，找時間完成老師的工作安排，準備好下午的課程。

其實當時只是覺得老師年紀大了，希望他不要太過勞累。半年後 Don 老師再度來台灣開課，我還是一樣坐在第一排為他服務。可能因為我的主動，從 2018 年開始，Don 老師和亞洲區鑼道課程主辦冷繼珊老師邀請我成為他們台灣鑼道進階課程的主辦人，後來就一直幫忙 Don 老師主辦和培訓台灣的鑼道進階課程。

Don 老師在課堂上曾經說過一件事，讓大家非常感動，甚至全班都哭了。那時他說：「我在晚上做夢的時候夢見我的老師來責備我，說我沒有盡到老師的責任。他說，如果學生沒有用心的學習，要我耐心的好好規勸他們。」「我很用心在教導，你們有真正用心在學習嗎？我跟你們說早晚有空要來教室持續的練習，你們有嗎？」「我很用心在台上講解，可是你們有人卻在底下用手機一直回訊息，都沒有專心上課。」

Don 老師還說：「我在台上看得一清二楚，你們有沒有用心學習我都知道。我本來以為你們自己會想通，可是有些人還是每天在上課玩手機，沒有專心聽講。」「現在我的老師托夢來提醒我，說我沒有盡到自己的責任，說我沒有提醒你們，我感覺非常的難過。我從美國飄洋過海過來分享所有我知道的，希望你們能夠成為分享真理和愛的老師。可是你們卻沒有珍惜。」

一番話說得我們大家都慚愧不已，大家都流下懺悔的眼淚。每個人都感受到老師的用心和大愛，從此之後，大家上課更加專心，早晚也有更多的人來跟我一起練習。

有一次老師掀起衣服展示他的腹部，它可以控制自己的腹部像漩渦一樣旋轉向內塌縮。他跟我們說他在瑜伽修習的過程中有經驗到進入「三摩地」，也就是我們說的「禪定」的狀態。這也激勵了我完成了昆達里尼瑜伽教師的師資培訓，讓銅鑼和瑜伽正式的在我生命裡扎根合一，茁壯成為銅鑼瑜伽利益整體、服務世界的管道。後來又在上天的安排下，陸續跟美國昆達里尼瑜伽銅鑼科學療癒技術教師 Siri Gopal Singh、英國銅鑼導師 Aidan Mclntyre、德國銅鑼導師 Jens Zygar 學習每位老師獨門的技術和心法。我內心非常感謝每一位老師帶給我的啟發、體悟和成長。

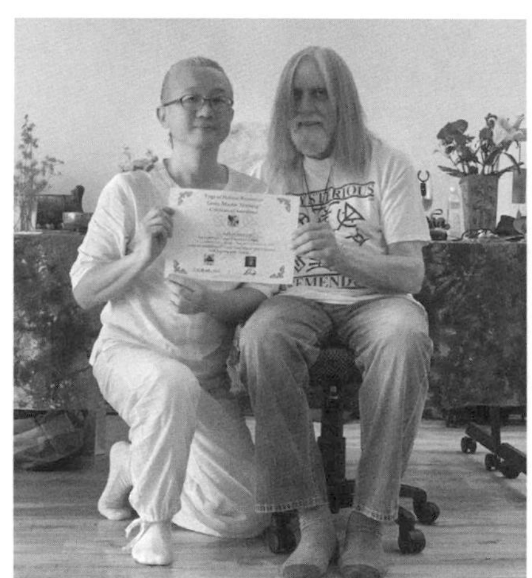

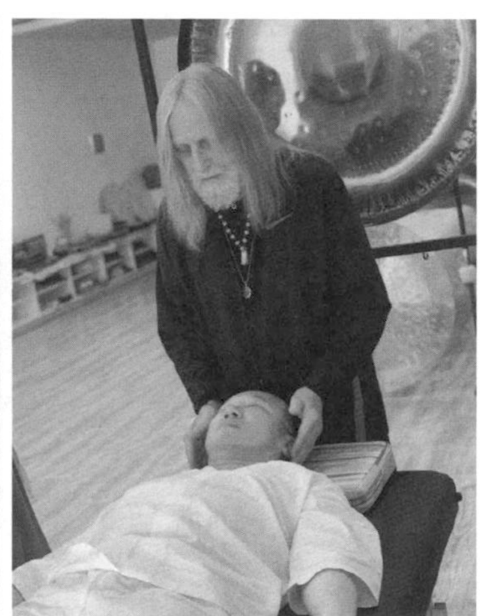

最重要的老師：INDRA KAUR

結婚後一年多，和太太的爭吵日益變多，我卻找不到原因。當時站在自己的立場，我覺得自己對她很好、很負責任。不但每天倒垃圾、灑掃內外、洗衣服、負責三餐和大部分開銷，也常常陪她回娘家陪伴媽媽和家人。那時我心想，應該找不到更好的先生了吧！而且我工作非常認真，每天自律地練習瑜伽，敲鑼，誦經，常常佈施，熱心公益。當時以為自己內外兼顧，應該是值得老婆尊敬的優質先生才對。

可是事情絕對不像蠢人想的那麼簡單。

我們常常因小事而產生摩擦，而我通常都是被找碴、興師問罪的那一方，往往我都一頭霧水，連理由都搞不清楚。以前太太最常罵我的一句話就是：「對啦！你就是模範生，模範生，模範生，你做的全部都對......」然後開始翻舊帳。

我始終搞不懂，認為所有的事情都做對了，到底是哪裏出錯了呢？

我的個性是溫和的，不輕易發怒。遇到事情通常不會直接反應，往往要累積到很多次的不舒服之後，才會跟對方說明自己的不開心。可是通常等到這時再去跟對方說明，臉色已經很不好看了。「遇到事情要直接拉出自己的界線，說明自己的需求和感受。」就是我當時要看見和學習的課題。

很多事情其實當下就要反應自己真實的感受，而不是累積了很多，等到快滿出來才一次爆發。這樣對事情不但沒有幫助，反而會讓事情變得更複雜。

每當累積了很多壓抑的情緒轉成憤怒之後，再去跟對方溝通說明，通常對方也是無法接受，而直接帶著情緒反彈。累積了很多的誤會和沒有被接納的情緒，在雙方都來自不同的家庭背景和價值觀的前提下，原先就有很多生活習慣已經不同，更會加速累積誤會到看見對方都覺得不舒服的狀態，有如針扎一般。

可是同住在一個屋簷下，對彼此已有成見，要完全不投射自己的不接納，在當時對我來說就是一個天大的挑戰。

當局者迷，當時的我不斷地在頭腦裡搜尋理由，試圖找出一個合理的解答。像我這麼顧家、愛家、愛妻的男人，為什麼太太會一直找麻煩？

我是一個吵完架隔天就會忘記的人，不管吵得多兇，隔天看見妻子，心就軟了，會去示好、道歉，求原諒。太太也是一個明理心軟的女人，通常哄沒多久，她也就會原諒我了。

可是因為不知道衝突的原因，沒有辦法改變互動的模式。在沒有改變思維的狀態下，隔一陣子又會再爆發下一次的摩擦。一次又一次的口角，對雙方的身心來說都很傷。安撫的方式已經不能解決問題了，太太開始吵著要離婚了。

在幾次雙方哭著誠實表達的過程裡，我們知道雙方是深愛著彼此的。只是因為過去的習氣、慣性和固執，讓彼此針鋒相對，下意識地在爭奪婚姻裡的主導權，但也談不出個結果來。

只記得當時我很真誠地跟太太說，雖然不清楚爭吵的原因，可是我相信全部都是我的錯。如果因為我的關係，而導致你對這段婚姻生活的失望，我願意負上全部的責任。如果你真心想離婚，我願意簽字離開。請給我一段時間，等找到房子搬家，我就會搬走。

當時的我萬念俱灰，因為我還深愛著這個女人，心裡萬般不捨。可是要我每天看著她受苦，心裡也是百般不願，但就算再不情願，還是打定主意照她的想法離婚。

既然已經決定要離婚了，我完全放棄想要改變她的任何念頭。既然已經毫無挽回的餘地，對她的憤怒和怨懟都完全消失了，每天就是靜靜的坐著敲鑼，在鑼聲中我允許自己的情緒自由的流動。我開始想起她的好，想要謝謝她曾經帶給我的快樂。內心開始恢復平靜與覺知，我也開始看見事情的全貌和事件的真相，我是如何讓這段幸福的婚姻開始慢慢變調的。此時，我才在心中理解到，我真的要為這件事情負上百分百的責任。

因為就要離開了，我想在最後相處的這段日子裡，讓她能夠過得平靜而快樂。我決定去做該做的事，去洗衣服，去擦地板，去倒垃圾，去照顧三餐，去嘘寒問暖，去詢問她的瑜伽課程需要什麼幫助？我都帶著和顏悅色的表情，心甘情願地去做。

當時的我只是感恩她曾經對我的好，希望她將來能過得幸福。帶著這樣的心情去做的每件事，都是感恩的，無論對方給我什麼的臉色，我都笑笑接受。

沒想到就這樣過了幾天，太太也開始示好。初時我也不是很明白，以為這是我們關係的迴光返照，想說是離婚前的平靜。沒想到我的心甘情願也慢慢的傳染到我太太身上。我們開始懂得站在對方的角度為對方著想，衝突和摩擦減少了很多。

除了銅鑼靜心，願意為所有發生的事情負上百分之百的責任，當時我還做了非常多。我們每天還是會帶領昆達里尼瑜伽的早課，在身心的規律鍛鍊絲毫沒有懈怠，銅鑼的課程分享也一樣繼續進行。

在離婚的前提下，我在自己心裡達成了一個認知。我認為我要負上全部的責任，希望自己能夠懺悔並好好去修正自己，不要再造成他人的痛苦。我每天進行更多次銅鑼冥想、敲鑼靜心。最重要的，開始試著去站在我太太的角度來想事情，試著去理解她真正想要的是什麼。

留了四年的長髮剪掉了，我不再自以為是的認為她的好是理所當然。我開始珍惜她對我的愛和彼此相處的時間。隨著我不斷地去改變自己的想法和做法，我們的互動開始破冰，太太也對我越來越好。

本來是劍拔弩張隨時要離婚的狀態，隨著這樣的變化，反而感情越來越好。雖然只是這一年多發生的事情，可是我彷彿變成了另一個人。曾經傲慢的以為，只要學了身心靈，所有的關係應該都會自動的和諧。其實是我這個傻人，把所有的事情都想得太美好了。在經歷過婚姻的重大危機之後，才終於領悟了親密關係的一點皮毛。古人說「修身、齊家、治國、平天下」，我終於在生活的道場裡，在齊家的課題中領悟到了一點點屬於自己的真理。

在關係改善之後，難道就永遠沒有問題了嗎？

當然不可能，上天還是把重複的課題不斷送到我們面前。可是因為每日規律的銅鑼和瑜伽修心，在爾後的摩擦裡，在過去常被勾到的點，皆能更快的覺察，並且平靜的面對，不再被情緒牽著鼻子走。真心感受到自己在身心靈的所學在生活中落實了，那就是：覺察、平靜、將心比心。

因為在生活中驗證了每日規律的練習真的為我們的生活帶來由內而外的轉化。我開始在自己所有課程內容裡，加入個人經驗的分享。

希望藉由自己在生活中實修實證的心得，能幫助跟我有相同痛苦的人們，和他們分享重新找回健康、豐盛、愛的方法。

現在的我，會去感受太太真正需要什麼，盡我所能，並且不求回報。當我一次又一次的這麼做，太太也默默地以同樣的方式來愛我、照顧我。以往我們睡覺，床上就像是隔著城牆一樣，可是這半年來已經變得不一樣了，晚上睡覺時我都會仰躺，像棵大樹似的躺臥著，這時就會出現一隻無尾熊，掛在樹上抱著我入睡。

這就是我們這一年來藉由瑜伽和銅鑼實修後，在生活上所得到的改變。關係和諧後，因為不再吵架了，身體更健康、快樂，情緒更平穩。家齊了之後，金錢也更順流了。工作變得更多，來合作的人越來越多，看待事物的角度也變得更廣，在靜坐時的靈感也越來越多。這一切都要感謝我們家的最高領導：我太太廖云豔（Indra Kaur）老師的功勞。沒有 Indra 老師的智慧帶領，我就無法成長蛻變，成為能夠真正為他人著想的人！

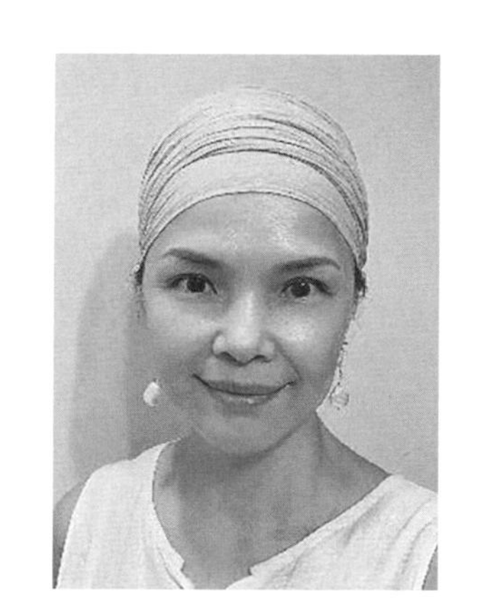

療癒的發生

療癒，就是一個**發現自己的本質就是愛**的過程。

為什麼這麼說呢？以前的我，因為原生家庭的課題，對生命、關係充滿了很多不信任和懷疑，絲毫沒有覺察自己心中有很多的限制和框架，常常認為生命中的不如意都是因為旁人造成的。

直到遇到銅鑼，我開始聆聽。從外面的聲音慢慢聽到內在的聲音。才知道原來內在對自己，對這個世界有很多的意見。這些意見都來自成長過程的創傷，為了逃避內在的匱乏和受傷，我藉由像吃垃圾食物上癮的方法來逃避內在。

電影《一代宗師》裡說：「見自己，見天地，見眾生。」在一次又一次的自我練習和團體療癒中，不斷的清理、淨化和修正自己的心念，一次又一次的把自己看清楚。而這個「見自己」的實踐方法其實非常簡單，只要透過專注的聆聽。不論你是在家一邊敲鑼一邊靜心，或是參加銅鑼浴，只要專注的聆聽，沉浸在聲音的帶領，就會進入自己的內在。只要信任這個過程，內在的神性就會自然的淨化釋放和整合，療癒就會自發地升起。

在一次又一次聆聽銅鑼的過程中，我看見了過去的我、受傷的我、不被接納的我、以為被遺棄的我、沒有價值的我，一次又一次在銅鑼的慈悲中淚流滿面地接住自己。今年，我的內心再次強烈地感受到呼喚：要寫一本書。透過這本書來分享我的愛，分享我在這段非凡旅程中所獲得的智慧與洞見。

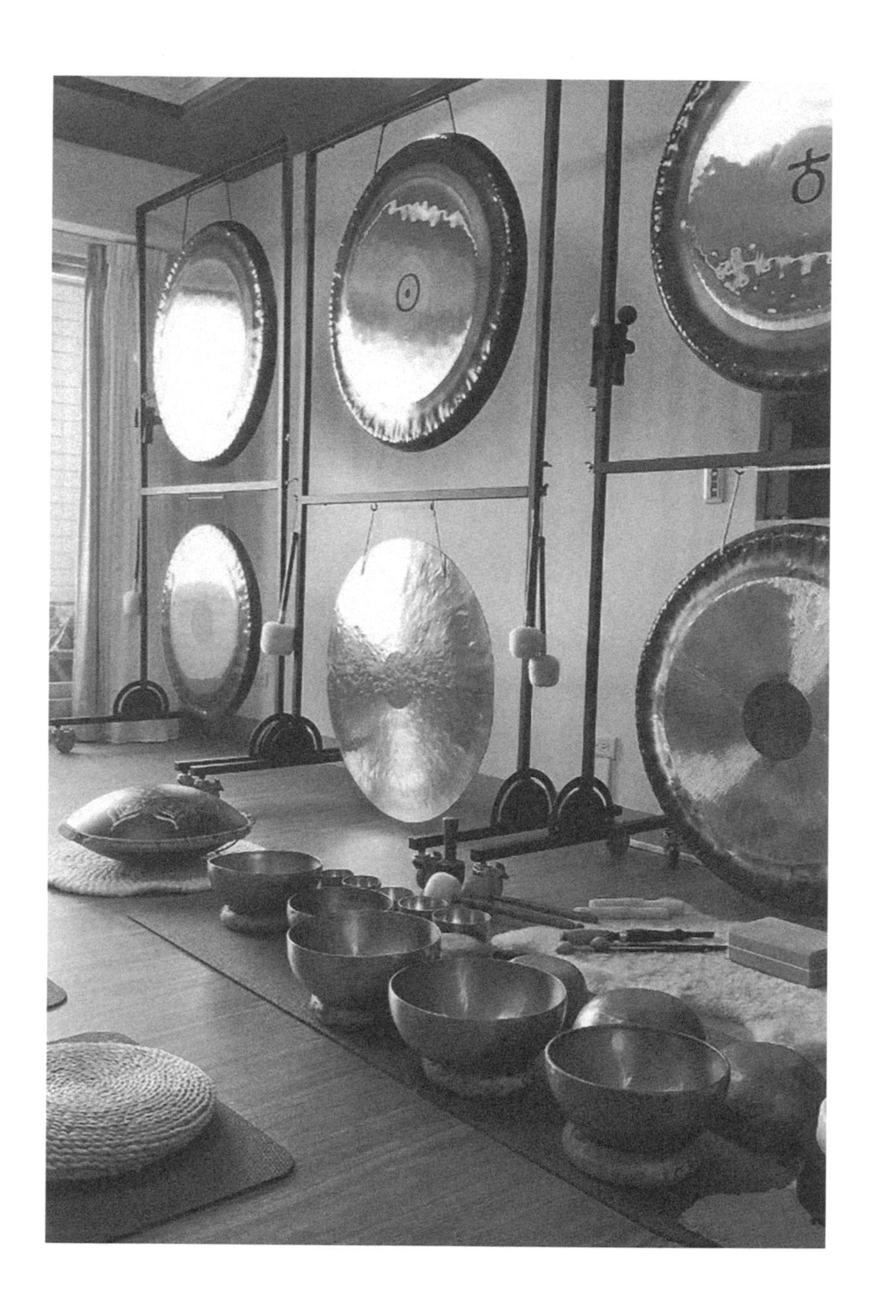

第二章　銅鑼文化和歷史

演奏銅鑼需要完全投入與共鳴，
成為音樂的一部分，放下自我與執著。
這是一種靜心的修煉，深入探索自我和宇宙的奧祕。
演奏的過程中，我們成為能量的接收者和傳遞者，
療癒自我並與宇宙能量合而為一。

銅鑼作為一種悠久的樂器，在不同的國家和文明中都有其獨特的起源和歷史。

- 中國 -

銅鑼是一種歷史悠久的打擊樂器，起源可以追溯到中國古代。根據歷史記載和考古發現，銅鑼的使用可以追溯到商朝和周朝（約公元前 11 世紀至公元前 771 年），銅鑼被用於宮廷音樂、祭祀儀式和宗教活動。

在古代中國，銅鑼不僅是樂器，也被用作軍事和通訊工具。它的響亮音色能夠在戰場上傳達命令和信息。

銅鑼也被用於宗教儀式和祭祀中，尤其是在佛教和道教的寺廟中。隨著時間的流逝，銅鑼在中國的音樂和文化中逐漸發揮了更多的作用。它成為了各種節慶、慶典和儀式的常見樂器。

在宋代和明代，隨著中國音樂的發展，銅鑼在傳統樂隊中的地位逐漸提高。在現代，銅鑼在中國的城市和鄉村中仍然被廣泛使用，尤其是在春節、廟會和其他傳統活動中。

- 印度 -

印度擁有悠久的歷史和多樣化的文化，是多種音樂和樂器的發源地。銅鑼在印度被稱為「Ghanta」或「Gong」，它在印度的宗教、儀式和音樂中扮演著重要角色。

銅鑼在古代文獻和雕刻中有描述，證明它在印度文化中有著深厚的根基。它在多種宗教儀式中都有出現，尤其是在佛教和印度教中。

銅鑼在印度通常是被敲擊來演奏的，使用木質或皮革製成的鑼棒。它的音色取決於銅鑼的大小、形狀和製造材料。在宗教儀式中，敲銅鑼的節奏和強度經常有特定的含義。例如，某些節奏可能用於召喚神祇或驅逐邪靈。在音樂表演中，銅鑼常常與其他樂器一起演奏，如鼓、鈸和風琴，形成印度特有的音樂風格。

在印度，銅鑼也常被用於瑜伽和冥想的練習中。其深沉和持久的音波被認為可以幫助集中注意力，促進放鬆和內省。

銅鑼在印度也是一種裝飾品和藝術品。特別製作的銅鑼上可能會有各種雕刻，如神祇、動物或其他象徵性的圖案，這些裝飾不僅增強了銅鑼的外觀，還可能增加其在宗教或文化中的象徵意義。

- 泰國 -

早在幾個世紀前，泰國就已經有在儀式和慶祝活動中使用銅鑼的紀錄。最早可能是從中國和印度尼西亞傳入泰國的，這些國家的古代文明對泰國的音樂和藝術都有深遠的影響。

銅鑼在泰國的佛教儀式中佔有重要地位，特別是在寺廟的晨禱和晚禱中。銅鑼的音調被認為能帶來平靜和冥想的氛圍。

銅鑼是泰國傳統樂隊的一部分，尤其是在北部和東北部地區。它經常與其他樂器一起演奏，伴隨傳統舞蹈或歌唱表演。

在泰國的許多村莊中，銅鑼被視為社區的重要資產。它通常被放置在公共場所或寺廟中，用於宣布新聞或召集人們。豐收、婚禮、葬禮和其他社區活動經常伴隨著銅鑼的聲音。

- 緬甸 -

銅鑼的使用在緬甸可以追溯到幾千年前。古老的考古遺跡顯示，早期的緬甸文明就已經使用銅鑼，可能是受到了周邊國家，如中國和印度的影響。

緬甸是一個以佛教為主的國家，銅鑼在佛教儀式中扮演了重要的角色。在佛教寺廟的禮拜中，銅鑼經常被用來召集僧侶和信徒，以及標誌某些儀式的開始和結束。

在緬甸的傳統音樂中，銅鑼是主要的樂器之一。它與其他樂器一起，如鼓和笛子，形成了緬甸特有的音樂風格。在緬甸的節慶和慶典中，銅鑼經常伴隨著歌唱和舞蹈。在緬甸的村莊和小鎮中，銅鑼不僅僅是一種樂器。它經常被用作通知社區集會的工具，或者在特定的時刻發出信號，如日出和日落。

- 越南 -

越南的銅鑼文化可追溯到公元前 1000 年，於越南北部的「Đông Sơn」文化遺址即以銅鼓為主要特徵，銅鑼作為宗教儀式和樂器使用。在許多越南的少數民族中，如 Jarai 和 Ede 族群，銅鑼不僅僅是一種樂器，它也是宗教和儀式的重要部分。它經常在節慶、葬禮和其他宗教活動中使用，代表與祖先和神祇的交流。

在一些族群中，銅鑼被視為權力和富裕的象徵。家庭擁有的銅鑼越多，其社會地位就越高。銅鑼有時也作為交易和嫁妝的一部分。

- 印尼 -

印度尼西亞，一個由多個島嶼組成的國家，擁有多元且豐富的文化遺產。銅鑼在這裡有著深厚的歷史背景和特殊的使用方式。

銅鑼是印度尼西亞特有的伽美蘭音樂(Gamelan)的重要組成部分。伽美蘭音樂是一種傳統樂隊演奏，主要使用打擊樂器，其中銅鑼占有核心地位，不同大小和形狀的銅鑼有其特定的音高和角色。

在一些地區，特別是在爪哇和峇厘島，銅鑼在宗教儀式中佔有重要地位。它常被用來伴隨傳統舞蹈，如踏舞（Tari Topeng）和科奇舞（Kecak)。銅鑼的聲音被認為可以驅邪和淨化空間，因此也用於一些傳統儀式中。

銅鑼的物理特性

大部分的銅鑼是由 80% 的銅、20% 的錫和鎳銀的合金所組成。

銅具有多種獨特的物理特性，這些特性與聲音密切相關。以下是銅的一些主要物理特性以及這些特性與聲音之間的關係：

①**高導電性：**銅是一種優良的導電體，具有高導電性。這使得銅能夠有效地傳導聲音的振動能量，產生清晰且明亮的聲音。

②**高熱導性：**銅具有出色的熱導性，能夠迅速傳遞和散發熱能。這一特性在樂器中的應用可確保聲音振動的能量傳播效率，使聲音產生更加穩定且一致的效果。

③**良好的共振特性：**銅擁有良好的共振特性，能夠集中振動能量在特定頻率上。這使得由銅製成的樂器具有豐富的音色和共鳴效果，增加音樂的表達力和聲音的豐富性。

④**柔軟可塑性：**銅是一種柔軟的金屬，具有良好的可塑性。這使得銅能夠輕易地被塑造成不同形狀和結構的樂器，以滿足不同音樂需求和演奏技巧。

⑤**耐腐蝕性：**銅具有相對良好的耐腐蝕性，能夠抵抗一些化學腐蝕和氧化。這一特性使得由銅製成的樂器在長時間使用中能夠保持其聲音品質和外觀。

銅鑼的聲音特質

①**豐富的音色：**銅樂器的共振特性賦予了其獨特的音色和音質。不同形狀和大小的銅樂器會產生不同頻率和音量的聲音，使得音樂具有豐富的聲音表達和表演可能性。

②**持久的延音效果：**銅樂器的共振特性和導電性使得聲音具有持久的延音效果。這使得銅樂器在演奏過程中能夠產生持續且寬廣的動態範圍，即從輕柔靜謐的聲音到強烈有力的聲音都能夠表現出來。演奏者可以透過技巧和控制，調整演奏力度和表達，呈現豐富的情感和音樂效果。

③**音色的豐富性和變化性：**銅樂器的共振特性和獨特結構賦予了其音色的豐富性和變化性。演奏者可以透過不同的演奏技巧、音色變化和表達手法，創造出多樣的音樂效果，從而豐富音樂的表現力。

④**聲音的穿透力：**由銅製成的樂器，如銅鑼、頌缽等，具有較高的聲音穿透力。這意味著它們能夠產生有力、富有共鳴的聲音，非常適合用於表演和表達。

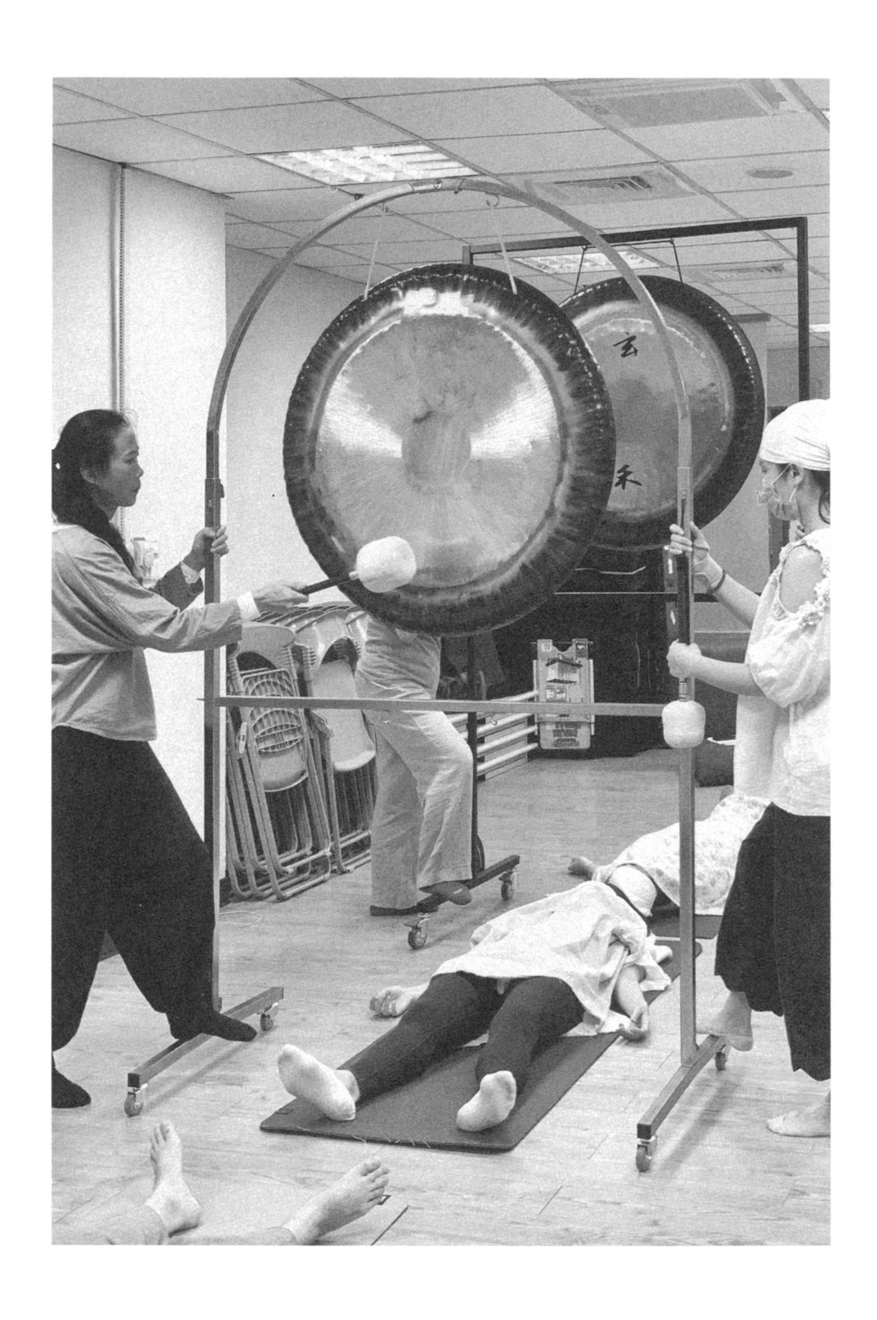

第三章

銅鑼原理

透過演奏，我們與銅鑼共同創造神聖的空間，
讓智慧、慈悲和愛的能量自由流動，
觸動心靈，療癒身心靈。
演奏銅鑼是一種無私的奉獻，成為愛的使者，
將其中的能量和智慧傳遞給自己和他人。

聲音振動療法的原理

銅鑼聲音療癒的原理涉及聲音的頻率、振動、波長和其對人體的生理和心理影響。

①**頻率和振動：**聲音是由震動產生的壓力波，這些波以特定的頻率振動。不同的頻率會產生不同的音調，並且這些音調對人體產生不同的生理和心理反應。

②**共鳴和共振：**人體組織和器官都具有自然的頻率，稱為「共振頻率」。當一個聲音頻率與人體的共振頻率匹配時，這種共鳴可以產生強烈的整體共振效應，對組織和器官產生影響。

③**放鬆和療癒：**聲音的振動可以透過身體組織傳播，從而刺激細胞和細胞間的能量流動。這種能量流動可能有助於平衡身體的能量場，促進自我療癒和放鬆。

④**大腦反應：**聲音刺激可以影響大腦中的神經傳遞物質，如腦內啡和多巴胺，這些物質與情緒和情感有關。透過改變這些物質的分泌，聲音可以影響情緒、壓力和放鬆狀態。

⑤**心理效應：**聆聽令人愉悅的聲音，如銅鑼的泛音，可以使人產生積極的情緒體驗。這種情緒的提升可能有助於降低焦慮、減輕壓力，從而促進身心健康。

⑥**神經系統：**聲音振動可以直接影響中樞神經系統和自主神經系統的活動。某些頻率可能刺激神經元的活動，而其他頻率可能有助於平衡自主神經系統，調節心跳、呼吸和消化等生理過程。

銅鑼浴時腦波的變化

在銅鑼浴的過程當中，人們的呼吸、血壓、心跳會變慢，同時腦波也會變慢。

①從清醒的β波：(β波的頻率範圍通常在12Hz至30Hz之間，β波是一種較快的腦波，通常在清醒和專注狀態下出現。)在銅鑼浴中，當人們從放鬆狀態中回到清醒狀態時，他們的腦波可能會轉變為β波。這種腦波與思考、專注和處理日常事務相關。

②到α波：(α波的頻率範圍通常在8Hz至12Hz之間。α波是一種較慢的腦波，通常在深度放鬆和冥想狀態中出現。)在銅鑼浴中，當人們進入放鬆的狀態時，他們的腦波可能會轉變為α波。這種腦波與放鬆、冥想和創造力相關。

③再到θ波：(θ波的頻率範圍通常在4Hz至8Hz之間，θ波是一種更慢的腦波，通常與深度冥想和夢境狀態相關。)在銅鑼浴期間，人們的腦波可能會進一步降低到θ波，進入更深的冥想狀態。這種狀態可以促進洞察力、直覺力和靈感的流動。

④最後到 δ 波：(δ 波的頻率範圍通常在 0.5Hz 至 4Hz 之間，δ 波是一種非常慢的腦波，通常出現在深度睡眠和修復階段。) 在一些深度冥想和銅鑼浴的情境中，人們的腦波可能會進一步降低到 δ 波，進入非常深度的放鬆和修復狀態。

這些腦波的變化代表了不同的意識狀態，並在銅鑼浴期間可能出現。然而，每個人的腦波模式因個人差異而略有不同。這些變化可以在冥想、放鬆和靈性練習中產生，並有助於促進身心靈的平衡和提升意識。

透過冥想、銅鑼浴或其他靈性練習，人們可以將腦波轉換到特定的頻率範圍，以達到特定的狀態和體驗。

精神科療養院銅鑼音療經驗

前幾年，經由朋友的介紹，接受了新店地區一家精神科療養院院長的委託，為重度精神病患進行公益銅鑼浴，測試音療是否對重度精神病患者有幫助。

第一次前往醫院的時候，因害怕患者躁動，院長安排了很多的護理師、社工在現場應付突發狀況，並讓患者都坐在椅子上而不是躺著。共有二十位病患同意參加銅鑼聲音療癒的活動。

我首先用心輪去連結他們每一位的心輪，感覺到大部分參與者的心輪都是卡住的，很多人的面容五官長期扭曲，散發出懷疑、恐懼和焦慮的振動。我的心輪開始發麻，頭也開始痛，發現他們的狀況比預想的還要嚴重得多。

這樣的狀況下，療癒很難開展，於是我改而先帶領所有的患者一起唱誦梵咒，希望藉由諸佛菩薩的願心和真言的力量，鬆開他們堵塞的地方，開始流動。雖然大部分的人連言語表達都有點困難，卻都配合地跟著一起唱誦。

短短十分鐘的唱誦，就讓現場整體的氛圍變得更加的放鬆和柔軟，接下來我開始為他們演奏銅鑼浴。三十分鐘銅鑼浴，從一開始的躁動不安，到後來慢慢地安靜下來，甚至有些患者坐在椅子上直接睡著了。

每一次的療癒課程是六十分鐘，接下來每個禮拜，我都固定來為他們做集體的聲音療癒，每一次都會帶領他們唱誦梵咒、為他們演奏銅鑼浴。結束後都會固定請他們每一位站起來分享當下的感受，和護理師、社工一起記錄他們每一個禮拜的變化。

前前後後總共連續進行了三個月十二次的銅鑼音療，直到我搬到高雄才結束。院長回饋，在這三個月當中，這一批患者在精神狀態和健康上有非常大的進步和改善，並表示先前有過其他身心靈療癒課程，這是患者們第一次沒有在活動中吵鬧或中途離席。而且隨著上課次數的增加，他們臉上的表情從憂鬱、恐懼、焦慮漸漸變成每次都帶著笑容。從最初的面容扭曲到後來臉上的線條漸漸的鬆開，當他們開始不停的笑，心輪也就慢慢地打開了。

後來上課我都會跟他們閒話家常，他們會說銅鑼浴後晚上睡得更好了，感覺更放鬆了，感覺更快樂了，精神更好了。銅鑼真的可以幫助很多人快速的釋放情緒、壓力、創傷、印記，改善睡眠品質。聽到他們的回饋，我真心感到高興與驕傲。

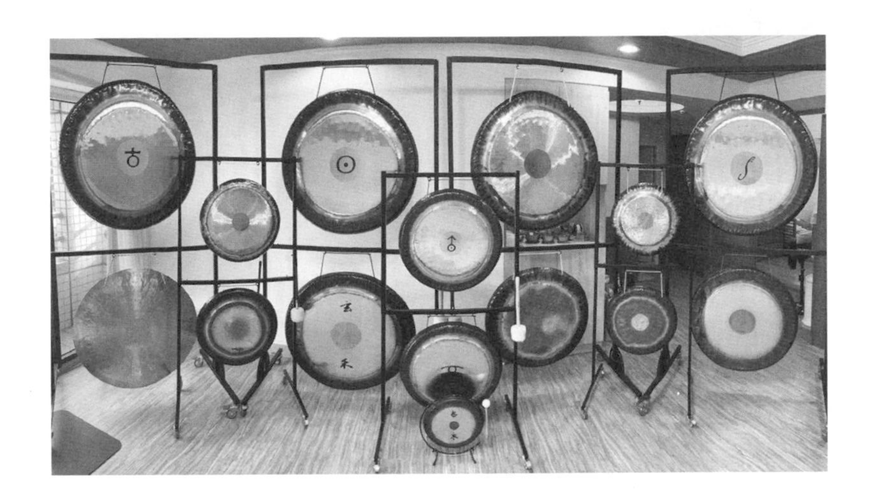

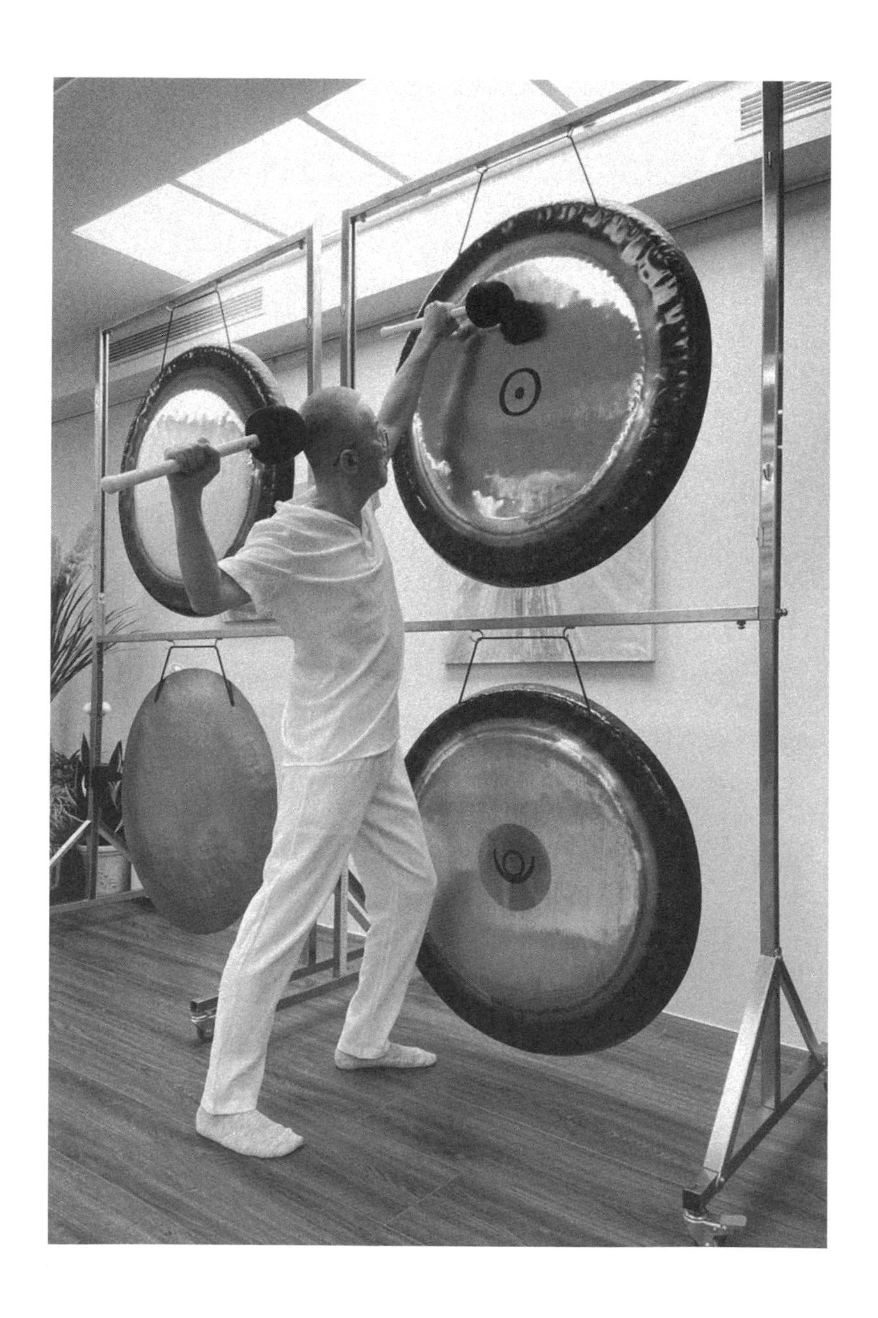

第四章

銅鑼演奏技巧

銅鑼的演奏方式不僅追求技巧，
更重視心靈與宇宙之間的共鳴。
演奏的音符觸動深層情感和記憶，
帶領我們走向自我發現和成長的旅程。
它是一種冥想和靜心的修行，讓我們獲得內在的安寧和平衡。

鑼棒握持

基本握持姿勢，即是握持鑼棒時要感覺舒適。

用手握住鑼棒，使手指和手腕能夠自由移動，不要握得過緊。放鬆手臂和肩膀，保持手臂放鬆自然，讓肩膀自然下沉。避免過度用力，以免造成肩膀和手臂的不適。

①**握持鑼棒尾端：**初學者建議可以將手握在鑼棒的尾端。這樣即使手指不小心撞到銅鑼或銅鑼架，也不會發出刺耳的噪音。相反，如果手握在鑼棒中間，鑼棒的尾端容易敲到鑼框或鑼架，發出極其刺耳的噪音。

②**將鑼繩與鑼棒一起握在手掌中：**如果使用鋁金屬棒，可以將鑼繩與鑼棒一起握在手掌中，以避免鑼繩撞擊銅鑼面或勾住鈎子，產生危險。

③**控制手部和身體姿勢：**演奏銅鑼時，要注意控制手部和身體的姿勢，避免過度用力或不良姿勢造成手部疲勞和不良影響。

④**確保鑼棒重心：**握持鑼棒尾端時，確保鑼棒的重心在手中，有利於控制鑼棒的擊打力度和角度。

⑤**最後一擊的握棒方式：**在銅鑼浴的最後一擊中，需要產生整個演奏中最低沉的聲音，作為完美的結束。此時要使用最大最軟的

鑼棒，握持在鑼棒的中間位置。在擊打時，將鑼棒完全垂直，以鑼棒最大的接觸面積敲擊銅鑼的丹田位置，以創造低沉、豐富、持久的音色。在進行最後一擊時，可以透過呼吸、扭腰轉身以及全身的力量結合，同時呼氣爆發，以增加振動的強度，同時又讓聲音不會過於大聲。註：丹田的位置即是第二脈輪的位置，見 P.78。

敲擊姿勢

敲擊銅鑼時，適當的姿勢是很重要的，不但要獲得最佳效果，還要避免傷害身體。

你可以根據自己的舒適度選擇坐姿或站姿。無論是坐著還是站著，都要確保你的身體保持平衡、穩定和放鬆。在敲擊銅鑼之前，先讓身體放鬆並釋放緊張感。輕輕晃動手腕、揉揉手掌，以緩解手部和手臂的壓力都是很好的方法。

你可以站在銅鑼的正前方或鑼架的側邊，使你能夠輕鬆的敲擊它。你可以根據需要調整銅鑼的高度，符合你的高度，讓你能帶動全身的力量敲擊銅鑼。

一開始輕輕地、平穩地用鑼棒敲擊銅鑼，不需要用過多的力氣。你可以嘗試不同的敲擊位置、角度和力度，以獲得不同的組合音效果。在敲擊銅鑼時，保持平穩的呼吸有助於放鬆身心。深呼吸可以幫助你集中注意力，並舒緩壓力。

重要的是要在敲擊銅鑼時保持放鬆和舒適。每個人的姿勢可能會有所不同，請根據自己的感覺調整，並在開始之前嘗試不同的方法，找到最適合自己的姿勢。

注意事項

不需要用過多的力氣敲擊銅鑼，過度敲擊可能會對手部和手臂造成壓力和不適。保持輕柔而平穩的敲擊力度，以獲得最舒適的泛音。

在敲擊銅鑼時，保持穩定的節奏感可以創造出連貫且平衡的聲音效果。試著找到自己舒適的節奏，並根據需要調整敲擊的速度和間隔。

在敲擊銅鑼時，嘗試在不同的位置上敲擊，以獲得不同的音色和共鳴效果。你可以探索銅鑼的不同區域，基礎音區、泛音區和邊緣的調音區，並注意不同敲擊位置帶來的聲音變化。

銅鑼是一個殊勝的法器，它有其獨特的音色和共鳴特性。在敲擊銅鑼時，要尊重並感受它的聲音，不要強行改變或控制它，而是與銅鑼的聲音共鳴並互動。

銅鑼的部位

泛音區

聲音低沉、厚實、飽滿，
可以不斷堆疊

基礎音區

聲音低沉、持久

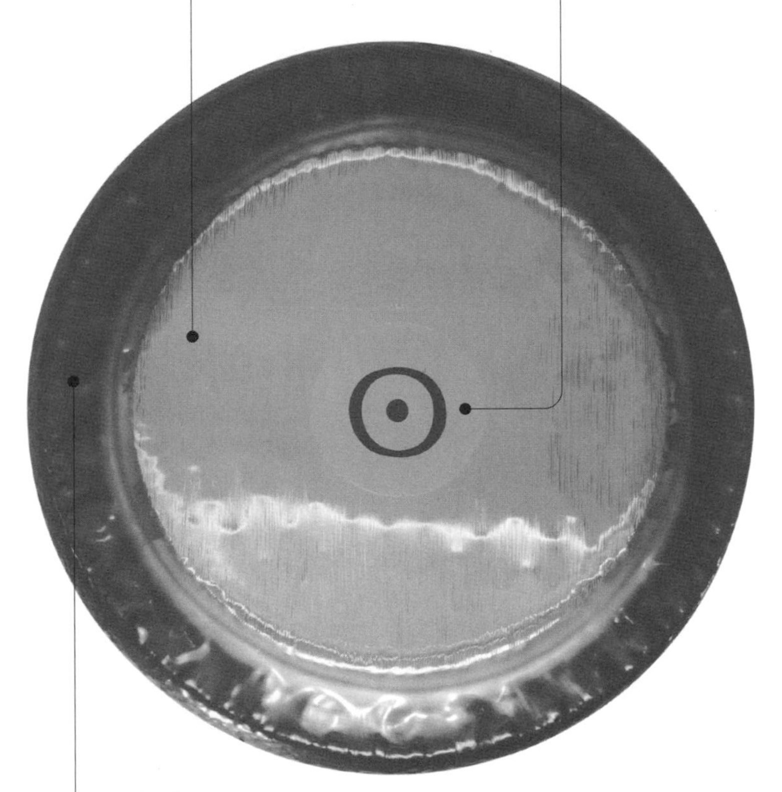

調音區

銅鑼師把黑色這一區，當成是第八脈輪氣場和精微體。
製鑼師把這一區當作調整聲音的調音區。

銅鑼的脈輪位置

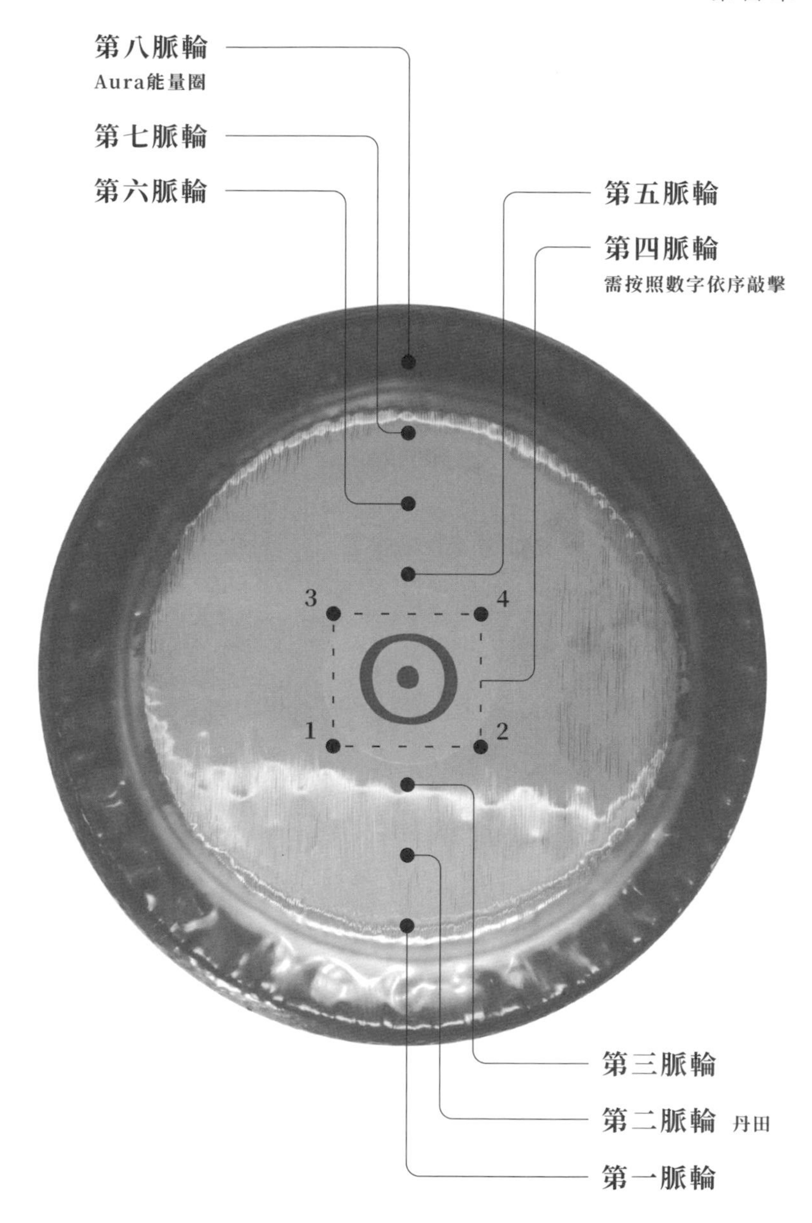
第八脈輪
Aura能量圈
第七脈輪
第六脈輪
第五脈輪
第四脈輪
需按照數字依序敲擊
3
4
1
2
第三脈輪
第二脈輪 丹田
第一脈輪

入門手法

①手指輕彈啟動：用手指輕柔地在銅鑼黑色的邊框輕柔地敲擊，帶著愛、祝福和感恩的意圖來啟動活化銅鑼的細胞是最好的。由下到上，再由上到下，來回反覆的輕柔敲擊，直到你感覺銅鑼的聲音越來越飽滿清晰。在每一場的銅鑼浴開始前，都記得讓自己先進入喜悅和明晰的狀態再開始演奏。

②單點敲擊：使用銅鑼棒，將其垂直地敲擊在銅鑼固定的點位上。這種基本的敲擊技巧可以產生有節奏的泛音堆疊。單點連續的敲擊可以產生穩定節奏的組合音，適合用於強調節拍或創造清晰的音響效果。

③時鐘敲擊法:順時針垂直的敲擊三、六、九、十二點鐘四個位置，從一秒鐘敲一下開始，四圈之後加快速度成一秒兩拍，再四圈之後加快速度到一秒四拍。一秒四拍邊敲邊聆聽泛音的堆疊，使音牆飽滿和諧悅耳，再慢慢降低到一秒兩拍，四圈後再降到一秒一拍。練習堆疊泛音的技巧和穩定。

④活化甦醒：以兩支鑼棒輪流快速連續的方式敲擊銅鑼，創造出快節奏和動感的明亮聲音。這種方式常用於精微的心輪療癒或節奏感較強的場合，能夠帶來活潑和充滿能量的泛音堆疊。建議可以練習敲擊在銅鑼丹田的位置（就是鑼面第二脈輪的位置）。

⑤純粹一長音：側身站在銅鑼前，前弓後箭，膝蓋微彎充滿彈性。身體放鬆，以慣用手持鑼棒瞄準打擊點，距離要打擊的點約兩吋的距離。瞄準時身體保持不動並調整呼吸。吸氣時扭腰轉身，鑼棒輕輕拉回，全身的力量從地板通過大腿、腰、手臂，匯聚能量集中到鑼棒，再集中全身力量輕鬆灌入敲擊鑼面並同時吐氣。當鑼棒面垂直的以最大面積撞擊鑼面，將會產生低沉和厚實的純粹聲音。聲音會悠揚又持久，此時讓銅鑼的聲音慢慢的擴散到整個空間，等到聲音轉弱再進行第二擊。盡可能讓聲音的本質完全的表達，而不急躁的連擊。

⑥對稱敲擊：使用兩支鑼棒在對稱的位置以相同的速度輪流敲擊銅鑼堆疊和諧、悅耳的組合音。可以練習敲擊三點和九點鐘，十二點和六點鐘，一點和七點鐘，兩點和八點鐘，四點和十點鐘，五點和十一點鐘。

◎ 啟動銅鑼

首先，要對銅鑼表達禮敬，將其視為上師和法器。這是出於對它的尊敬和感激之情，同時也表示請求它的幫助和指引。

依據每個人的信仰，可以向諸佛菩薩、天使、高靈、源頭、上師、神明等神靈連結。透過這種連結，我們請求愛、加持和保護，創造出一個神聖的保護結界。

在準備演奏銅鑼之前，我們可以進行祈禱，表明意圖，讓銅鑼上師知道我們希望達到的目標，例如淨化脈輪、療癒情緒、釋放壓力等等。這樣做有助於我們與銅鑼產生共鳴，並增強演奏的效果。以真誠和敬意去演奏銅鑼，讓它的音波帶給我們力量和祝福。頻率＋意圖＝療癒。

◎ 創造音浪

創造出療癒的音浪淹沒整個空間，讓全身所有的細胞都快速的提升振動，調校還原。銅鑼的音浪充滿著層次感和厚度，能像海浪般淹沒空間的每個人。

首先，使用兩支 M9 的鑼棒或較硬的鑼棒，同時敲擊銅鑼的四點鐘和八點鐘位置。每個位置敲擊六十次，接著逐次敲擊三點鐘和九點鐘，兩點鐘和十點鐘，一點鐘和十一點鐘。逐漸向上提高敲擊點的位置，同時加快速度和力道，這樣可以增加音浪的高度和層次感。同時，加快速度和力道可以使音浪更加強烈和有力。

隨著我們敲擊的次數增加，我們可以感受到音浪的變化，從柔和慢慢轉變為強烈。讓這些音浪充滿整個空間，讓每一個人感受到音樂的力量和情感。

◎ 海底撈月

站在銅鑼前，調整距離，使得手臂伸直後，剛好可以使用鑼棒敲擊鑼面。確保雙腳與肩同寬，保持身體平衡。

接下來，右手向後延伸，手臂完全伸直，順著圓弧運動敲擊銅鑼的鑼面。這個圓弧運動可以讓你的手臂充分發揮力量，同時保持優雅的動作。

重要的是要保持手臂伸直，這樣可以讓你的身體側身完全延展。想像著你在向後撈月，這種姿勢能夠展現出你的專業技巧和優雅風範。

左右手輪流緩慢地敲擊鑼面，保持節奏和平衡。專注於每一次的敲擊，並讓你的動作充滿感情。讓每一次的敲擊都流露出你的熱情和愛的流動。

◎ 無限祝福

站立放鬆，雙腳分開與肩同寬，膝蓋微彎，讓你的身體感到輕盈並保持平衡。

接著，雙手同時握持鑼棒，將它們放在銅鑼的丹田位置，這是身體的中心。這樣做可以使你更加專注並與銅鑼產生連結。

開始同時敲擊銅鑼，並在丹田位置用雙手的鑼棒重複的敲擊並畫出一個又一個無限符號（∞）。這個符號代表著無限的可能性和連接，讓每一次的敲擊和畫出的符號都充滿著愛和力量。

同時，讓你的內心意念想像著將無限的光、愛、豐盛、自由和喜悅分享給世界上所有的存有。想像這些正能量從你的身體流向銅鑼，然後透過聲音和振動傳遞出去，觸動每一個人的心靈。

◎ 心流

首先，使用兩支較小的鑼棒，同時敲擊銅鑼的六點鐘或十二點鐘位置。從輕到重、由慢到快，逐漸增加敲擊的力道和速度。這樣做可以逐漸堆疊起泛音，營造出美妙的聲音。

同時，觀想這美妙的聲音帶領著你在當下與本源合一，完全連結在一起。這是一個靜心的過程，讓這聲音引領你進入一種深度的專注和靈性體驗。

在敲擊的過程中，讓自己感受到天地間的慈悲和智慧，如柔和的波浪般灌注著愛和加持的力量，滋養著你的全身。想像著這份無條件的愛和溫暖在你的內在蔓延，使你感到安心和平靜。同時讓我們沉浸在無盡的愛和智慧之中，感受著祝福和靈性的啟迪。

◎ 活化生命電磁場

使用兩支鑼棒，順時鐘輪流敲擊銅鑼上一、二、四、五、七、八、十、十一點鐘的位置。每個位置穩定地每秒敲擊一下，保持節奏的穩定性。

同時，聆聽泛音的堆疊。當你敲擊銅鑼的不同位置時，注意音波和振動的變化和質感。根據聲音的質感調整敲擊的力道和節奏，讓泛音變得更加清晰和平衡。

◎ 火呼吸太陽

首先，進行瑜伽的火呼吸。就是嘴巴先閉起來，使用鼻吸鼻吐，呼和吸的速度保持一致，大約每秒二至三下。呼吸時想像將愛與光從眉心輪吸入，吐氣時想像將所有的壓力和負能量從腳底排出。這樣的火呼吸可以讓你保持平靜，並提升能量。

接著，使用向外旋轉的敲擊手法，兩手同時旋轉手腕對稱敲擊鑼面的點位：一點鐘和十一點鐘，兩點鐘和十點鐘，四點鐘和八點鐘，五點鐘和七點鐘。

這種敲擊方式非常有力量，以快速的螺旋擴散方式充滿整個空間。這樣的敲擊方式可以迅速提振個人或空間的能量，讓精氣神得以快速提高和平衡。

同時，這樣的敲擊方式也能療癒正在敲鑼的銅鑼師自己。透過這種有力的敲擊手法，你可以釋放壓力、疏通能量、平衡身心，同時帶來身心靈的療癒。讓我們在銅鑼的力量中燃燒，感受著能量的流動和自我療癒的啟動。

◎ 敲鑼同時刮鑼

首先，一手握持鑼棒，另一手握持刮棒。可以根據自己的喜好和創造力選擇不同的順序進行操作。

先敲擊銅鑼，讓聲音迴蕩在空間中，然後再用刮棒滑過鑼面。這種組合可以帶來豐富、神祕的聲音效果，散發出迷人的共鳴。

另外，你也可以先用刮棒輕輕刮擦銅鑼，創造出低沉、厚實如外太空的聲音。然後再進行敲擊，讓聲音變得更加有力。如果你想要更豐富多樣的聲音效果，你可以同時進行敲擊和刮鑼。這樣可以產生交織在一起的聲音，創造出獨特的聆聽體驗。

◎ 活化創造力 補充腎氣

現在，我們選擇兩支羊毛較多較軟的鑼棒，在銅鑼第二脈輪的左側和右側位置輪流快速敲擊，創造出生動而有節奏感的聲音。

同時，我們觀想著個人或現場的參與者的能量被迅速的補充。想像這些聲音的共鳴能量彷彿宇宙生命能源，正源源不斷地注入他們的身體和靈魂中，使他們充滿生命力。

感受這股能量的流動，像是一股清新的風，輕輕吹拂著每個參與者的心靈，活化他們的創造力，激發他們內在的潛能和創造力。

◎ 清理潛意識和表意識

首先，使用較軟的鑼棒，輪流敲擊銅鑼的十點鐘和十一點鐘的位置，這裡代表自己的表意識。從輕到重、由慢到快地進行敲擊。這種方式能夠清理表意識，讓你的思緒變得更清晰，覺知也更加敏銳。每一次的敲擊都代表著釋放一個雜念，讓你更加專注和平靜。直到聲音變得柔和清晰。

接著，輪流敲擊銅鑼的七點鐘和八點鐘的位置。這樣的敲擊能夠清理潛意識，讓內在的感覺變得更輕盈、光亮、平靜和喜悅。想像著每一次的敲擊都將過往的無名執著和傷痛經驗都完全的送到光中釋放，讓你的內在能夠獲得真正的清淨和解脫。持續的敲，邊敲邊聆聽聲音的變化，直到聲音變得低沉、厚實、綿長。

◎ 鬆開心輪敲法

如果我們要協助個案或銅鑼浴來賓的身心靈和諧、平衡，最好先協助其打開心輪。使用鑼棒輪流敲擊銅鑼圓心的左下、右下、左上和右上四個位置。左下一下，右下一下，左上一下，右上一下，輪流敲擊，邊敲邊聆聽。這個順序是為了創造一種平衡與和諧的節奏。

同時，仔細聆聽聲音，感受聲音是否緊繃或放鬆。聲音能夠反映出個案的內在狀態。我們要敏銳地感受聲音所帶來的訊息，並注意聲音是否逐漸變得越來越清晰和平穩。

持續這個順序，直到聲音變得越來越清晰和持久。這樣的敲擊和聆聽過程可以幫助個案打開心輪，釋放壓力和緊張，並促進能量的平衡和流動。

◎ 疏通中脈

開啟心輪之後，很適合接著做疏通中脈的敲法。

等到心輪的聲音變得清晰柔和，轉而輪流敲擊鑼面上第二脈輪和第六脈輪的位置。同時，邊敲擊邊聆聽，並觀想中脈越來越暢通，身心也越來越輕盈。

輪流敲擊第二脈輪和第六脈輪的位置，可以幫助我們平衡身心的能量，促進能量的流動。當我們敲擊這些位置時，聆聽聲音的共鳴，感受聲音進入身體的震動和共振。

在敲擊的過程中，觀想中脈越來越暢通，能量在身體中自由流動。想像身心逐漸變得光亮、輕盈和自在，焦慮和緊張逐漸被釋放，取而代之的是平靜、愉悅和充實。

◎ 清理左右脈

左右手同時持鑼棒，從五點和七點鐘一起同步垂直連續往上敲擊五個位置，慢慢地巡迴往復敲擊。聆聽聲音是否清晰和平衡。然後慢慢地加快速度和加重力道，創造出清新、明亮、乾淨、輕盈的感受。

在敲擊的過程中，感受左右脈是否更加的光亮、輕盈和平靜。請注意聆聽每一個聲音的細微差異，並感受著聲音逐漸堆疊出美妙和諧的效果。

同時，請注重內心的觀察和感受。這個過程不僅僅是聲音的體驗，也是一種對內在世界的探索。透過聆聽和感受，我們能夠更深入地了解自己，感受到音樂所帶來的智慧和啟發。

◎ 平衡左右腦心智

在銅鑼的三點鐘和九點鐘位置，輪流使用螺旋向上旋轉的方式來敲擊鑼面。這樣的敲擊方式充滿力量，以螺旋擴散的方式迅速充滿整個空間。這股能量充滿著愛和智慧的力量。

透過敲擊，不僅可以迅速提振個人和空間的能量，還能快速療癒演奏者自身。每一次的敲擊都是一股愛的能量，它以強大的力量將療癒和平衡帶入我們的生命中。

◎ 調整精微體

使用雙手鑼棒，從銅鑼的底部（即六點鐘位置）開始，沿著最外圈的黑邊精微體慢慢敲擊，一直慢慢敲直到繞一圈回到六點鐘位置。這樣的敲擊方式能夠調整身體的精微體，促進身體能量系統的循環和運作。

透過這樣的敲擊，我們可以調整和平衡身體的能量。同時，它也有助於釋放身體中不需要的能量，讓身體獲得更好的保護和平衡。精微體是人體能量系統最外層的一層，對身體的基本功能運作非常重要。

透過調整精微體，我們能夠讓身體的能量系統運轉更加穩定和平衡，同時也能夠影響身體其他方面的健康。這樣的修煉不僅僅是物質層面的，更是深入精神層面的。

◎ 最後一擊

在銅鑼浴的最後，我們要使用最大且最柔軟的鑼棒，以一個特殊的敲擊來圓滿整場銅鑼的療癒。而最後一擊的標準就是要敲出全場最低沉的聲音，這個聲音不需要特別大聲，但要確保它是最低沉且厚實的，在這個低沉且厚實的聲音中，感受內在的寧靜和安住。這最後一擊是銅鑼浴中最完滿的結尾，代表著療癒的完成和整體的平衡。

◎ 唱誦梵咒

在演奏銅鑼的同時，我們可以選擇使用一支或兩支鑼棒，並同時念誦咒語或經文。咒語在古文明中被視為人與神明溝通的重要方式，可以用來療癒身心靈。

傳統文化認為咒語具有消災滅禍、祈福保安、增益開悟、強身治病等功能。同時，咒語也被視為一種靈性工具，能夠幫助平靜心神，提升自我意識和靈性能量。在演奏銅鑼時同時唱誦梵咒，有助於深度放鬆、增強靈性體驗，以及促進身心靈的平衡。

梵咒唱誦可以減輕壓力和焦慮，提高睡眠品質，同時也增強身心靈能量和自癒能力。這種結合聲音和咒語的方式，讓我們能夠更深入地感受到自身的內在能量，並透過咒語的力量療癒和提升自己。

◎ 神聖靜默

在結束銅鑼浴之後，我們要留下三到五分鐘時間的神聖靜默。在這段時間內，我們要保持身體靜止，將注意力回到自己身上，允許能量自然流動，這樣即可吸收整個銅鑼浴的音波能量，並進入中脈進行轉化。這是一個重要的時刻，象徵著圓滿完成和感恩。在這個神聖的靜默中，我們能夠感受到宇宙和自然的神祕力量和恩典。

這是一個全然的覺知、冥想和放鬆的時刻，我們專注於當下，探索內心並進入更深層次的放鬆和冥想狀態。在這個靜默中，我們可以感受到身心靈的平衡和和諧，並與宇宙能量相連，充滿感恩。透過敲擊銅鑼的特定手法，我們創造出豐富的聲音效果和音色變化，同時帶來身心的療癒和轉化。在演奏銅鑼時，專注聆聽聲音的變化，細心建立連結，注入愛的意圖使其成為療癒的力量。

開放接納的心態讓全身心與聲音共鳴，將會帶來深度放鬆、平衡和感受到愛的體驗。銅鑼的敲擊不僅對聆聽的來賓們有益，演奏的管道也能從中獲得在意識上擴張的效果。根據個人感受調整技巧，創造最適合自己的療癒體驗。希望這些練習能夠幫助你更深入的體驗到演奏銅鑼和成為管道的過程，並感受到身體能量系統的共振合一與流動，讓我們透過這份智慧和修煉，將身心靈的平衡和健康帶入生活的每一天。

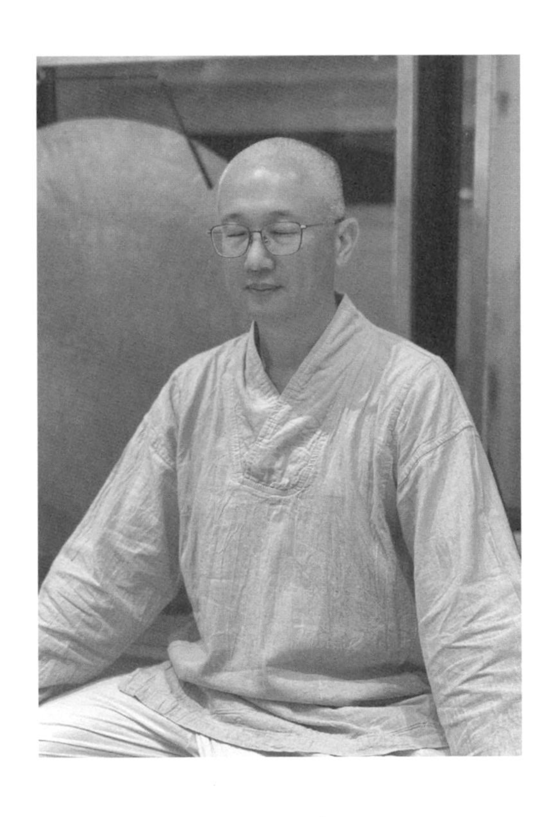

喧鬧中的平靜——最特別的一場銅鑼浴

我舉辦過不少銅鑼祈典。銅鑼祈典是療癒力最深的，需要連續不間斷的敲擊七個半小時銅鑼，所以一般會安排很多的銅鑼師輪流接力敲鑼。

銅鑼的活動是最講究演出場地的採光、通風、舒適、隔音品質和安靜，而每一次租借場地，我都會跟場地方特別說明我們需要的是絕對的安靜。合作的業務在前幾次的租借中也都給予我們所需求的安靜，隔壁教室都沒有租借給他人。

可是有一次，也是最難忘懷的一次，負責租借的業務臨時在前一天告知，他們多接了一組客人，雖然在旁邊，但他們只是開會很安靜。雖然當下覺得不妥，有跟他反應說不希望隔壁有人同時舉辦活動，希望請這位客戶挪到其他的樓層其他的教室舉辦會議，可是業務拒絕，只說他們會保持安靜，我也無可奈何的接受了。

可是我們當天活動開場暖身時，他們也開始陸續進場。銅鑼浴前瑜伽的暖身時間，教室外面的吵鬧聲也越來越劇烈。眼看即將要連續七個半小時敲鑼了，他們竟然就在教室外面的公共走道上開始擺桌子擺酒宴，還拿麥克風輪流唱卡拉 OK，划酒拳。麥克風不停的放送主持人的聲音，還進行抽獎。我們場內六十位來賓，因此受到嚴重的干擾而無法進行靜心下來。

當時的狀況真的非常糟糕，我當下覺得很生氣，就馬上打電話找業務理論。他就支支吾吾的說，反正已經租借出去了也這樣了，也不可能叫對方現在離場，就請我自己接受現在的狀況，他幫不上忙。

我當下非常生氣，有被欺騙的感覺。可是生氣也不能解決問題，一時間也想不出辦法。十分鐘後我們就要開始連續四百五十分鐘的銅鑼祈典了，如果不處理，一場災難就要發生。我的腦袋出現學員會集體抗議，集體要求退錢，大家可能不歡而散的恐懼。

這時，我閉上眼睛向銅鑼 Guru 祈禱，現在我遇到這樣的問題，請問 Guru 我該如何處理？我感覺到心輪中有一股暖流，有一股愛深深溫暖著我，我聽到一個小小的聲音說：「面對它，接受它，處理它，放下它。」雖然我還是不知道該怎麼做，可是我的心已經安下來了。

接下來我把鑼陣拆成兩邊，一邊讓學員們自己輪流敲鑼，每四十五分鐘換人一次。而另一邊我自己敲兩個銅鑼。我虔誠地向銅鑼 Guru 祈禱，把自己交托出去。我相信 Guru 可以把這件事情處理到最完美，我只要專注的敲鑼就好。

接下來我進入到完全專注的狀態，因為我不知道該如何處理外面吵鬧不休的狀況，現在我所能做的就是不處理，接受所有發生的事情。不管接下來會發生什麼樣糟糕的事情，我都跟自己講我願意無條件地接受。現在，在這個當下，只把角色扮演好，全心全意的敲鑼。

說也奇怪，當我進入全然的專注，有一道明亮的光柱從頂輪灌入中軸。這道光芒是如此的溫暖，從中脈擴散到全身的細胞，我感覺到自己被完全的滋養和支持，這一份愛非常有能量，全身都像被活化充電了，我完全忘記時間，也完全不覺得疲憊。在過程中我什麼都沒有想，就只是專注在呼吸上和敲鑼，相信 Guru 會把整件事情處理好，我只要做好自己的工作，成為一個純淨的管道。當我只做自己，沒有任何的恐懼，只感覺到源源不絕的愛通過我，和我共振在一起。

接下來很神奇的，我完成了連續七個半小時，共四百五十分鐘的敲鑼。這是怎麼發生的？就算在多年後的今天，我還是無法理解。最感恩的是，當天敲鑼結束之後有一個全體分享。很多人分享當天的感受，卻沒有任何一個人抱怨我們為什麼租借到這麼吵鬧的場地，也沒有人抱怨外面的吵鬧影響了他在銅鑼浴裡面的靜心。沒有人抱怨，也沒有人要求退錢，我之前所有擔心恐懼的事情都沒有發生。每個人都開開心心的，不斷向我表達對這場銅鑼祈典的感謝。

我的頭腦無法理解，為什麼我可以連續敲七個半小時精神充沛？為什麼所有的學員都沒有抱怨和抗議，只有滿滿的感謝？我真的不知道，可是我經驗到了，我全然的交托和臣服。這是我在銅鑼裡面學到的事情，今天一定要分享給你，告訴你，無論你的人生發生任何不順利的事情，祈禱吧！交托吧！信任生命信任銅鑼 Guru 會把最適合的一切帶到我們面前。

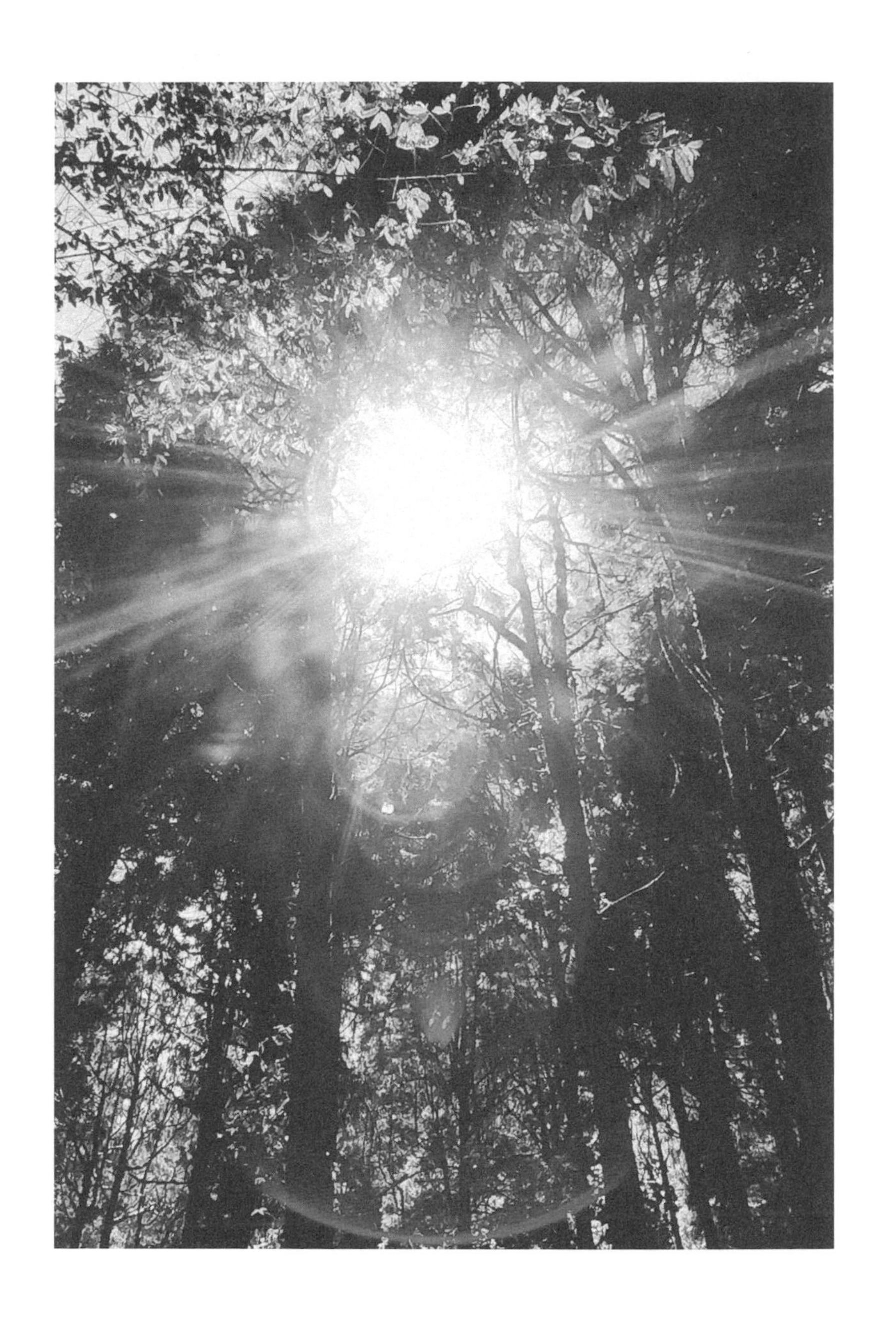

第五章

銅鑼心法

銅鑼是一門引導所有能量向上的科學，
直到它們在最高點融合在一起。
在過程中行者放開自我，讓生命自由做主。
銅鑼行者只是帶著喜悅、明晰的覺知，
他只是專注在當下的狀況，該做些什麼就做些什麼。
該發生的就會發生，行者只是接受，完全的經驗。
療癒在銅鑼鳴響之前就已經發生。

銅鑼師不具備任何療癒的能力

我所教導的銅鑼課程第一課，就是告訴所有來學習銅鑼的學生，銅鑼師不具備任何療癒的能力，銅鑼師只是一個管道。真正療癒他人的是諸佛菩薩、高靈上師、銅鑼 Guru，銅鑼師只是一位不斷藉由實修來清淨載體的管道。

成為一個純淨的管道，就可以透過音波和振動來傳達源頭的療癒能量，協助人們自發地進入冥想狀態，啟動自癒的能力。

銅鑼師只是臨在，因為頻率高的自動會拉高頻率低的，銅鑼師只是成為個案和源頭之間的橋梁。讓個案連接到源頭或造物主的振動，自發地啟動自癒的能力。

時刻處於當下

平時就要訓練自己專注在呼吸上，任憑念頭自由的來去。

日常生活，行住坐臥都可以訓練專注的走路，專注的呼吸，專注的吃飯，專注的做事，隨著日子久了，就漸漸比較不會受到外界事物的影響而分心。

所有的聲音都是源頭的聲音

在音療中，我們將所有的訊息視為源頭的聲音，這是一種宇宙的能量，帶來和諧和平衡。我們的細胞活力源於與靈性的連結，這使我們與更高的意識層次保持聯繫。透過情緒，我們可以了解自己身處的位置，它們是內在狀態的反映，提醒我們關注需要療癒的部分。

作為音療的掌舵者，我們需要有清晰的方向，知道自己要引導參與者走向哪裡。寧靜是力量的來源，讓我們能夠更專注於當下，將效果最大化。在這個過程中，允許一切存在，無論是什麼情緒或經歷，都應該被接納和珍視。允許「無」的存在，同時也允許「有」的存在。這是一種完全的包容和接受，讓心境更加開放，更容易接觸到內在力量。

沒有得失心

在演奏銅鑼的時候，需要先連接源頭，並且進入喜悅和明晰的臨在。當小我慢慢地消融，我們成為傳達療癒能量的通道。透過雙手、鑼棒，把聲音和振動傳送給真正需要的人。

此時此刻，只有清淨心，平等心，菩提心，慈悲心在共振共鳴，因為沒有得失心，也沒有要負責把每一個人都療癒到好的壓力。

「沒有得失心的人，連鬼神都怕。」因為沒有任何的慾望能夠勾住他，當下的他是清淨、喜悅、自在的。

在這樣的狀態裡源頭和管道完全的共振著和諧、豐盛，生命也在無所求的流動裡，自然升起了調校還原，恢復生命的本初，一切本自具有的品質和活力。

定錨，啟動，活化

在冥想時觀想自己坐於蓮花座上，手中的鑼槌緩緩擊向銅鑼。隨著每次擊打，深沉的泛音彌漫整個空間，如同潮水一般逐漸淹沒每一個心中隱藏的角落。

一擊震碎虛假，一音印入真實，銅鑼不僅是一個樂器，更是行者內心寧靜的象徵。行者修心第一步是「定錨」。一擊無聲。在這個階段，修行者需要學會讓自己的心神安定下來，這可以透過定期練習冥想和呼吸法練習來達到。每次銅鑼的敲擊都是一次呼吸，可以不同的呼吸法結合敲擊節奏來練習。隨著時間的推移，行者將能夠更容易地進入冥想的狀態，心中的波濤將逐漸平息。

第二步是「啟動」。當心神安定後，行者可以開始進行更深層的實修。由外在的聲音引導進入內在的聲音，直到無聲之聲，幫助行者進入更深的冥想狀態。

在這個階段，行者應該專注於自己的內在感受，並嘗試與之相互溝通。隨著銅鑼的響音持續不斷，行者的內在意識將逐步被啟動。最後一步是「活化」。在這個階段，行者將開始體驗到更高層次的覺醒。銅鑼聲波不再只是表層的舒壓與放鬆，而是內外整合進入更深的合一，與修行者的心靈共鳴。隨著這種共鳴的深化，行者的氣脈將會逐步打通，內在能量將被活化，帶來更深層次的覺悟和啟發。

行者藉由銅鑼冥想覺醒的過程，是一個持續不斷的學習和探索。透過不斷的定錨、啟動和活化，行者將能夠更加深入地了解自己的內在世界，並從中獲得智慧和力量。銅鑼的音波和振動不僅是一種音樂，更是行者內心的呼喚，引領著他們走向更高層次的覺醒。

是銅鑼在敲你，不是你在敲鑼

人們都以為是自己在敲擊銅鑼，其實，是銅鑼在敲你，而不是你在敲鑼。

我們所以為的都是頭腦讓我們所看見的，可是當你不用頭腦，只用心來感受時，你就會發現真相：並沒有一個真正的你存在這個世界，一切只是更高維度的投影。藉由實修，示現了一個清靜的管道，我們就允許了更高維度的智慧，藉由純淨的音波喚醒更多的實相，進入到你的覺知之中。一切都不是偶然發生，卻又同步顯化在宇宙自然的規律裡。

銅鑼行者並不是一個職業，而是一個選擇。選擇在當下開始清醒，並且帶著覺知和意願去幫助更多的人覺醒。

內在的體悟

全心全意地聆聽銅鑼，就打開了通往內在的大門。讓我們安靜下來，深深感受那無始無終的存在，讓銅鑼之音在我們內心響起。這聲音是永恆的共鳴，它喚醒真實的自我。當我們進入寂靜的無思維、無言語的狀態中，便可放下心智之爭，純粹存在於當下的寧靜之中。

讓我們放鬆心神，深信不疑，將自己交托給內在的源頭，讓它引領我們回歸真實自我。讓我們感受它帶來的平靜和智慧。在內心深處，聆聽內在的聲音，它猶如太陽光芒，照亮著心靈的黑暗，引領著我們向內探索，找到隱藏的智慧和愛的真相。

讓所有的分離和界限消失，讓光和聲音彌漫著整個存在。與宇宙共舞，在無限的寬廣中，感受著萬物的生命和共同的靈性。

讓天地之心藉由銅鑼敲醒我們的心靈。

請讓自己安靜下來，讓身體自然地放鬆，找到一個舒適的姿勢。在這個安定的狀態下，讓身體完全安靜，不再受任何意念的干擾，並感受身體內部微妙的變化。

保持靜止，讓無為的力量引導著身體內部微妙的聽覺自然展現。不需要刻意尋找，只需要允許所有原本存在的聽覺現象自然呈現在你的覺知中。

集中注意力，深入自己的內在，讓注意力凝聚在身體的每個微小角落。喚醒那些被遮蔽、被忽視的知覺，讓它們自由的展開並恢復平衡。這些自然呈現的現象無需描述、評論或回應，只需任由它們自行的變化。

隨著內在的開展過程中變得越來越微妙，這些現象會自行消失，恢復平衡，並自行療癒。當你的注意力完全收攝於內在時，光明將照亮每一個原本麻木而暗淡的細微之處。在這種光照下，生命將自行揭露並整合，療癒自然發生。每個生命、每個事物和有情眾生都具備知覺和覺知的能力。讓這種知覺和覺知的能力返照自身。

知覺和覺知是一切生命的本質，是內在深藏的特性。讓這種覺性返照自身內部的一切現象，將它們恢復到原本最初、最自然的狀態。生命的療癒最終利用的就是這種自性的妙用，當覺性返照自身時，完全無為地運用。

收回所有分散於人我之間的是非對錯的視覺關注，沉浸在自身之內。收回所有遊走於人我之間的得失、恩怨的關注，將一切分散於外的味覺和嗅覺注意力收回。

不再讓內心感到匱乏和欠缺，不再讓內心恐懼和焦慮散亂。將所有能感知和察覺的感官注意力融入到身體之中，包括那些微小而被忽視的角落。

當所有的感官注意力都收回到內在，它們將轉化為全身遍佈且無盡展開的聽覺。在內心安定的狀態下，深入聽覺的每一個微細現象，自我凝視。

沉浸在內在的狀態中，這些愈加微細的聽覺中，你能夠自我凝視和聆聽。當心神持續地返照自身，觀察內在微細變化時，你會注意到所有自然浮現的感受，融入並沉澱在其中。在無意識消失的瞬間，內在的知覺展開無盡，身與心之間的界線消失。

持續讓心神返照自身的變化，聽覺變得越來越細膩且普遍，心神也越來越寧定。聽覺越細膩且普遍，任何當下所產生的反應和幻象，在身體最微妙的聽覺中留下烙印，顯現出來，無所遁形。

全身心聽覺的密集展現，最終如寧靜的海潮，照射出所有心智的糾結、扭曲和分裂。當心神持續地、不斷地返照自身，讓一切失衡的現象和能量逆向還原，最終將讓所有所知所得在心神的陪伴下，變得越來越微細，直至消失在虛空中。

讓所有累劫以來未完成的經驗，在你當下的心神之伴隨下一路向內護送，一路向內崩解並向內還原，一路向內死亡並向內承受。

讓身體的知曉在心神的陪伴下持續擴散蔓延，沒有時間的間斷，最終在你的身心世界內展開所有隱密的角落，所有被遮蔽、隱藏和折疊的空間都將被開啟，這個過程不斷循環，無盡反覆。最終，內在的空間將無遺漏地經歷所有的轉化，消解內在所有分別的意識。沒有時間的間斷，內在的空間將無遺漏地經歷所有的轉化。

在返照自身的旅程中，身與心原本是融合的，沒有界線。身體是你所有心智作用在物質上的展現，而一切意識心智的變化是身體的微妙延伸。兩者是融合的，沒有差別。

讓所有這些在心神的陪伴下顯現出來，最終融入虛空之中。在虛空中，你肉眼看不見的光明融入其中，你分別的耳朵聽不到的法音融入其中，融入到一切、與萬物無分離的地方。

當你深深感知自身內在的知覺和覺知，你將發現一個無限廣闊的存在。在這個存在中，一切被遮蔽、被忽視的知覺逐漸展開並恢復。你會意識到，這些被遮蔽的部分是你內在深處的寶藏，是你真實自我的一部分。

當你放下心智之爭，進入寂靜的無思維和無言語狀態時，你會體驗到純粹存在於當下的寧靜之中。在這個寂靜中，你能夠透過銅鑼音波引導，感受它帶來的平靜和智慧。這種平靜和智慧將引導你回歸真實自我，讓你重新連接到內在的智慧和愛的真相。

在這種意識中，你開始意識到你與宇宙之間的深層聯繫和互動。你的存在不再被個體身分所限制，而是融入了更大的整體。你感受到萬物的生命力和共同的靈性，並以無限的愛和同理心與它們共融。

這種內在的轉化和覺醒過程需要持續的努力和實踐。每一次的聆聽銅鑼音波和寂靜，都是一次重要的修煉和體驗，它能夠喚醒那些被遮蔽、被忽視的知覺，並讓它們展開並恢復。

透過持續地聆聽銅鑼音波，你可以逐漸增強與內在智慧的連結，提升對自我和宇宙的認知。你會發現自己更加平靜、智慧和慈悲，能夠更全面地面對生活中的挑戰和困難。

在這個旅程中，持續保持開放的心態和學習的態度。與他人分享你所知，並且繼續學習和成長。融合銅鑼音波的供養法要於你的生活中，並將其融入日常修行的實踐中。這樣，你將能夠深化對自我的理解，提升對生命的敬愛，並成為一個更有智慧和慈悲的存在。

感謝源頭從銅鑼音波中帶來智慧與慈悲的教導，祝福你在這個旅程中獲得平靜、智慧和愛的境界。

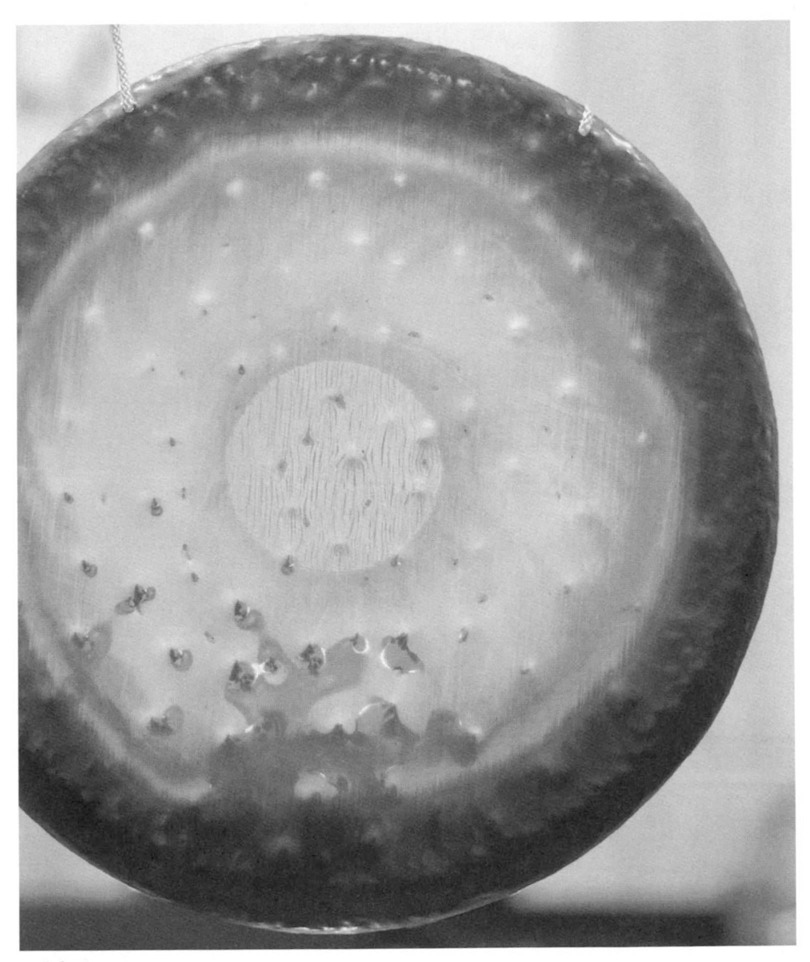

Faith Gong

第六章 銅鑼的身心靈練習

當音樂的振動穿越時空，觸及每個心靈，我們成為愛的延伸。
這是一種鼓舞和激勵，讓每個人感受愛的力量，
重新點燃對生命的熱愛。
這段旅程帶來成長和啟示，
讓我們持續用音樂的力量改變世界，成就更美好的明天。

現代，我們經常感受到壓力、焦慮和3C資訊的轟炸，而這些問題就造成了很多人的焦慮、失眠、身心失衡和自律神經失調的各種症狀。

很多人晚上躺在床上，非常疲倦，但是頭腦卻停不下來，依舊思緒紛飛，在床上輾轉難眠。就算睡著了，也是淺眠，隨時都會驚醒，隔天醒來還是覺得沒睡飽，讓自己陷入過度疲勞的循環，累積出許多身心問題。

有許多人為了改善睡眠品質、舒壓放鬆和療癒身心失衡而來參加銅鑼浴，而他們都有所改善，因此一次次回到銅鑼的懷抱裡，接受深層的清理淨化和釋放。

銅鑼的聲音能夠紓解我們的壓力和焦慮。聆聽舒緩的音調和振動，可以降低我們的心率，減少內心的緊張感，讓人感到平靜自在。

以下分享一系列配合銅鑼的身心靈練習，無論是紓解壓力、放鬆身心，還是改善情緒和提升注意力，這些方法都可能為你的生活帶來正面影響。

銅鑼音療在身心靈應用的好處

銅鑼在身心靈領域中能帶來的有：

①**放鬆和冥想**：銅鑼音療可以透過銅鑼的聲音和振動幫助人們進入深度冥想狀態，放鬆身心。透過聆聽銅鑼的聲音，人們可以減輕壓力、焦慮和心理緊張，並進入一種寧靜的心靈狀態。

②**能量平衡**：銅鑼音療被認為可以幫助平衡身體的能量場，調整能量流動，促進能量的均衡。這些應用通常是在能量療法或身心靈治療中使用的。

③**身心療癒**：一些人相信，銅鑼的聲音和振動可以影響身體的細胞和組織，有助於身體的自然療癒過程。銅鑼音療被認為可以促進血液循環，並有可能減輕疼痛。

④**情緒和情感療癒**：銅鑼被認為可以幫助人們釋放情緒，減輕情感困擾。透過聆聽銅鑼的聲音，能夠連接到內在的情感並促使情感釋放和平衡。

空氣飢渴訓練

一種強化呼吸控制的方法，有助於提升銅鑼音療的效能。良好的呼吸控制不僅能增強音療師的體能，使他們在漫長的音療過程中維持精力、保持心率穩定、提高專注力，幫助音療師在心情放鬆的狀態下更有效地控制銅鑼的節奏與力度，提升效果。

練習方法一：脊柱彎曲結合止息

深呼吸一次，然後止息持續三十秒。在停止呼吸的過程中，開始同步做脊柱彎曲的體位法。

找一個舒適的坐姿，把脊柱打直，雙手放在膝蓋上，一定要打直。如果憋氣真的憋不住，沒關係，可再呼吸一次，然後繼續保持止息。三十秒後，緩緩吐氣，讓身體放鬆。

將這個三十秒的練習重複三次，然後將時間延長到四十秒，再進行三次練習。這個練習是針對血液加速循環，增加血紅素的帶氧量，有意識的改變呼吸方式。同時可以促進身心連結、強化神經系統和深層放鬆的過程。

練習方法二：原地走路結合止息

深呼吸一次，然後止息持續三十秒。在停止呼吸的過程中，開始同步原地走路。三十秒後吐氣放鬆。三十秒的練習先做三次，然後將止息時間延長到四十秒，然後再進行三次練習。

練習方法三：貓牛式結合止息

金剛坐，讓身體坐在腳跟上。進入四足跪姿，跪在瑜伽墊上，感受地面的穩定支撐，感受自己與大地的聯繫。

預備動作:手掌著地，肩膀在手腕正上方，注意不要比肩膀前或後，而是呈一直線。手臂和大腿與地垂直。膝蓋成跪姿，與肩同寬。

①一開始先進行貓式，緩緩吐氣，背脊往上，想像貓咪拱背的姿態，彎成弓形。盡量使下巴靠近你的胸口，感受頸部肌肉緩緩拉伸。

②接著進行牛式，吸氣，抬頭，腹部收緊，一節節地延展脊柱，背部下凹。慢慢地使骨盆往下轉動，頸部保持放鬆。

③重複步驟一與二，以平緩的步驟規律交替約十五次，使背部與脊椎確實的完全舒展開來。

先練習貓牛式兩分鐘，接下來再加入止息的練習。深深地吸一口氣，然後停止呼吸，進入止息。在停止呼吸的靜默中，開始貓牛式的練習。在三十秒的止息時間裡，可以請人在旁邊敲銅鑼，或是播放銅鑼浴的影片，讓銅鑼音波的力量彷彿與你共鳴，感受內在的智慧與愛的真相。

三十秒後，輕輕地呼氣，放鬆身體。這三十秒的練習不只是肉體的修練，更是心靈的洗禮。進行三次這樣的練習，然後將止息的時間延長到四十秒，再次進行三次練習。

練習方法四：敲鑼結合止息

深呼吸然後止息，開始同步敲鑼。可以單手也可以雙手同時持鑼棒敲鑼。維持穩定的節奏，直到憋不住氣了就吐氣放鬆。可重複練習，感受身體帶氧量的增加，身體發熱，能量開始提升。

舌頭運動訓練

舌頭運動結合銅鑼，這樣的組合有助於鍛鍊神經肌肉連接。舌頭是由多種肌肉組成的奇妙工具，透過運動它，能夠提升神經和肌肉間的協同作用，進而增強舌頭的靈活度。舌頭運動能促進口腔和喉嚨的血液流通、刺激神經傳導，對語言和口腔協調能力至關重要，也有助於提升語言和咀嚼功能。

另外，舌頭運動對神經復健也有明顯的幫助。例如，對於中風或其他神經損傷的人來說，透過舌頭運動，他們能重新建立起神經和肌肉之間的聯繫，從而恢復語言和吞嚥功能。

選擇一個安靜舒適的地方，坐下來，讓自己放鬆下來。
準備一個銅鑼，將其放在你的面前。
輕輕地闔上眼睛，深呼吸幾次，讓自己進入放鬆的狀態。
開始進行舌頭運動，可以嘗試以下幾種動作。

①**舌頭伸展：**盡可能伸長舌頭，碰觸到下巴或上唇。
②**舌尖運動：**讓舌尖觸摸到上下牙齒，並輕輕移動舌尖。
③**舌頭捲曲：**讓舌頭捲曲成一個小管狀。
④**舌頭側移：**將舌頭向左或向右側移，觸摸到牙齒或口腔壁。
⑤**舌頭按壓：**輕輕在上顎或口腔內其他區域按壓舌頭。
⑥**舌頭迴旋：**以圓周運動讓舌頭在口腔內旋轉。

在進行舌頭運動的同時，輕輕地敲擊銅鑼，
讓聲音和你的舌頭運動同步。
專注於聆聽銅鑼的聲音，同時感受舌頭的動作和能量流動。
深深地呼吸，讓呼吸與銅鑼的聲音和舌頭的動作相融合。
在這個練習中，保持冥想狀態，觀察和感受身心的變化和流動。
根據你的感覺和時間，持續進行練習。
當你感覺練習即將結束時，慢慢地回到正常的呼吸。

在進行整合練習時，你可以探索不同的舌頭運動和銅鑼敲擊節奏的組合，以找到最適合你的節奏和頻率。想像著銅鑼的聲音和舌頭的運動共同產生一股能量流動，從舌頭延伸到整個身體，療癒和平衡身心靈。

隨著舌頭運動的進行，注意觀察身體的反應和感受，專注於能量的流動和舒展。可以配合深呼吸，每當你吸入氣息時，讓舌頭做一個特定的動作，每當你呼出氣息時，敲擊一下銅鑼。

在練習結束時，慢慢地回到正常的呼吸，感謝銅鑼和舌頭運動為你帶來的平衡和療癒。

這個整合練習結合了舌頭運動和銅鑼的聲音，透過專注於舌頭的協調運動和銅鑼的聲音，可以增強身體和大腦之間的連接，平衡能量流動，提升整體的放鬆和冥想效果。

聳肩運動

深呼吸，將肩膀刻意向上抬起，盡量貼近耳朵。感受到肩膀周圍的張力和壓力。

當你抬起雙肩時，保持眼睛用力閉合，同時止息。可以從三十秒開始練習，三十秒後吐氣放鬆，放下肩膀同時鬆開眼睛。

重複三十秒的止息練習三次，然後再延長時間四十秒練習三次。每次都專注於肩膀、雙眼的繃緊和止息。

這個聳肩結合用力閉眼的動作可以在任何時候進行，特別是在感到壓力、疲勞或需要專注力的時候。它可以幫助你釋放壓力、放鬆身心、提高注意力和專注力。

抬手運動

深呼吸，雙手盡可能地向上延伸手臂伸直，雙臂盡量貼近耳朵，同時用力閉眼，感受到讓身體緊繃帶來的張力和壓力。

當你伸直雙手時，保持眼睛用力閉合，同時止息。可以從三十秒開始練習，三十秒後吐氣放鬆，放下肩膀同時鬆開眼睛。

重複三十秒的止息練習三次，然後再延長時間四十秒練習三次。每次都專注於向上延伸、雙眼的繃緊和止息。

轉手運動

脊椎打直，手臂往兩側平伸，掌心向下。大拇指觸碰小指根部，雙手握拳包住大拇指，保持雙手手肘伸直。向後旋轉手臂和拳頭畫圈，畫圈必須有直徑四十五公分大才有效，快速的畫圈。像眼鏡蛇一樣的呼吸，發出嘶嘶的聲音。

第一次可以從一分鐘開始練習，隨著練習次數增加慢慢延長時間到一次十一分鐘。

結束時深吸氣，讓空氣充滿整個胸腔，向左右伸直雙手，止息八秒鐘，再用力用炮筒式吐氣，重複這個順序兩次。

炮筒式吐氣的方式是將嘴巴圈成 O 型的炮口狀，吐氣時用丹田用力短促的發力，注意臉頰不要鼓起，讓氣從 O 型嘴發射出去。

這個練習對身體有許多好處。首先，可以釋放累積在脖子、肩膀和筋膜內的情緒壓力和創傷、印記，同時增強肌肉的力量和協調性，特別對脖子、肩膀和手臂的肌肉群來說。

其次，有助於進一步深化呼吸，不僅能提升氧氣供應，還可以緩解壓力，使身心更加放鬆。練習這種炮筒式的呼吸方式，能提升肺活量，提高全身的氧氣利用率。

感恩冥想

坐在銅鑼前面。敲擊銅鑼發出一長音，專注感受聲音，並進入冥想當中。

透過銅鑼冥想和充滿愛的意圖設定，我們可以更深入地連結到自己內在的力量和智慧。這種冥想方法可以更加清晰地瞭解自己的內在渴望和目標，並且將它們深深植入潛意識中。

當進入冥想狀態時，放鬆身心，將注意力集中在銅鑼聲音的響起中。這種聲音會帶領我們進入一個更高的意識狀態，與內在的智慧和創造力相連結。

開始說：「感恩所有發生在我身上的事情，不管是順利的或是不順利的，我都完全的感激。我相信所有發生在我身上的事情都有其正面的意義，都是為了我的成長而來成就我的。感恩，感恩，感恩。」同時觀想源頭，看見無條件的愛的光芒完全的籠罩著自己，自己在光中受到滋養更加的放鬆、喜悅自在。

接下來繼續說：「感恩，好事正在發生，好運正在路上。每天都有數不清的好事發生在我身上，我深深地感恩。也祝福所有的人都跟我一樣，時時刻刻充滿好運、健康和豐盛。感恩，感恩，感恩。」

要彷彿真實發生了一般的感同身受，感受所有的好運祝福都發生在你身上，那種發自內心的喜悅和感謝，不斷地讓自己沉浸在這個喜悅和感恩裡，同時嘴巴要不停的說著感恩，不限次數。

感受到彷彿有一股愛，一道光芒從你的心輪中央，像一股暖流一樣，開始向身體的每一個細胞擴散。全身彷彿籠罩在愛與光裡，可跟隨內在的直覺再敲擊銅鑼一長音，繼續閉上眼睛沉浸在喜悅和感動的振動裡。每天都作一次感恩銅鑼冥想，二十一天之後身體就會習慣時刻都活在喜悅和感恩裡。

鏡面鑼練習

建議在每天的清晨，放鬆地站在銅鑼前，凝視著銅鑼光滑如鏡的圓心（沒有鏡面鑼就直接凝視銅鑼的圓心即可）。然後輕柔地敲響鑼聲，讓愛的音符繚繞。

注視著鏡面鑼中那個與你相映成趣的自己，開口傳達無限的關愛：「我好愛你，我真的好愛你」、「你是我生命中最珍貴的存在」、「你的光芒璀璨非凡」、「你的價值無與倫比」、「我是否能做些什麼為你帶來快樂？」、「你的才華令人嘆為觀止」、「好運正在發生，好事正在路上」、「你是善良慈悲充滿智慧的人」、「你是快樂豐盛樂於助人的人」。

推薦你每天清晨，都固定進行鏡面鑼練習，將你與內在的小孩連結起來，練習對自己表達無微不至的愛和無盡的支持。

請將這個鏡面鑼練習視為一份來自心靈深處的愛的禮物。當你每天晨起，站在銅鑼前，凝視著鏡面圓心，你與自己的愛將交相輝映。輕輕敲響鑼聲，觸動內在的深處，讓愛的音符飄揚。

寬恕練習

在銅鑼前輕輕放鬆，敲響它，並注視著銅鑼圓心鏡面中的自己。開口對著自己說出以下的句子，每句話說十次。

「我真心希望成為更好的自己。」
「我願意釋放一切的抗拒，迎接成長的機會。」
「我真心願意寬恕並接納自己。」
「我願意對自己慈悲。」
「對不起，請原諒我，謝謝你，我愛你，我原諒我自己。」

感受內在情感的流動，讓愛與智慧的能量填滿你的心靈。如果需要的話，可以持續重複這些寬恕句。

願意改變自己，掌握了塑造美好未來的力量。放下抗拒則讓我們順應變化，享受更大的自由和平靜。

當我們真心寬恕並接納自己，心靈得到釋放與和解。這種內在平衡帶來心境的寧靜與幸福感，讓我們更能享受當下的美好。

讓我們懷著深深的愛與智慧，每天都在銅鑼前重複這個流程。這份鏡面鑼寬恕練習將引導我們走向更加完整、充滿愛的自己。讓愛與智慧在我們的生命中綻放，帶來無盡的喜悅與幸福。

同時使用四面銅鑼

將兩個鑼架以L型擺放並固定，銅鑼師站在它們的交接處，只能在這個垂直交接點上固定地練習敲鑼，不能進入鑼架內部。他可以雙手持鑼棒，在左右兩個鑼架的上下四面銅鑼上進行敲擊練習。

多位銅鑼師同步進行療癒

當要同時讓兩位銅鑼師進行同步療癒練習，將兩個鑼架擺放成L型並固定，個案站在四面銅鑼的前方。在練習中，四面銅鑼的背面面向個案。兩位銅鑼師同時敲擊鑼。

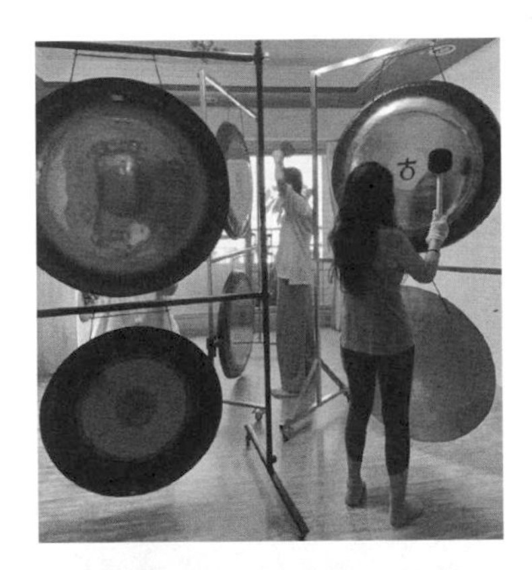

若要讓三位銅鑼師進行同步療癒練習，請將三個鑼架按順時針方向擺放。第一位銅鑼師療癒站在他前方的銅鑼師，而這位銅鑼師同時也療癒他前方的銅鑼師，形成一個循環。他們可以選擇同步療癒相同的脈輪，每位銅鑼師同時療癒前方的銅鑼師，也同時接受後方的銅鑼師的療癒。

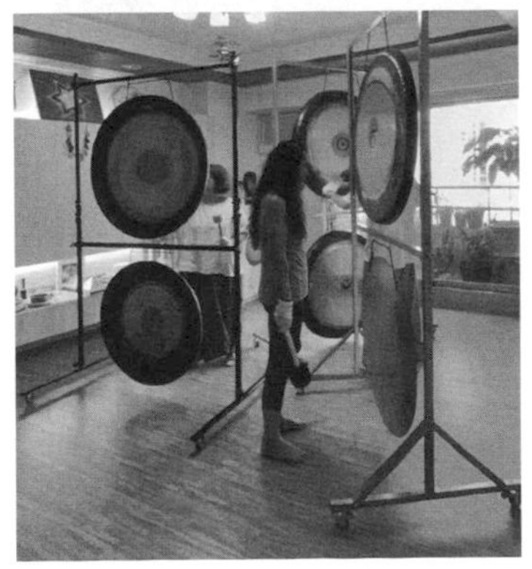

向宇宙宣告

當一邊聆聽銅鑼音波，一邊進入深層的冥想狀態時，
可以同時向宇宙宣告，以下是一些範例：

就是現在，我感覺健康和平安。

就是現在，我感覺金錢豐盛和財富自由。

就是現在，我知曉我一切本自俱足。

就是現在，我時刻感覺喜悅和自在。

就是現在，我感受到我的核心本質與初衷。

就是現在，我在萬事萬物中感受到愛。

就是現在，我感受到平靜與幸福。

就是現在，我全然的放鬆做我自己。

就是現在，我知曉我永恆的存在。

就是現在，一切都存在於此時此地。

就是現在，一切即一，一即一切。

就是現在，我知曉我給出什麼，我就收穫什麼。

就是現在，我知曉一切都是無常，一切都在變化。

就是現在，我知曉我就是改變和利益這個世界的那份愛。

就是現在，我下載我累生累世的天賦來服務這個世界。

就是現在，我知曉我終歸會喜悅、圓滿、合一。

團體銅鑼脈輪唱誦

一位銅鑼師負責敲鑼，其他學員可以坐姿或站姿，一起進行阿育吠陀脈輪唱誦冥想。所有學員整齊分開站立，兩腳分開，與肩同寬，膝蓋微彎充滿彈性。讓背脊打直，肩膀放鬆，下巴微微內收。讓眼睛十分之一開，兩眼注視鼻尖，這樣會自然啟動你的第三眼。

銅鑼師開始輕敲銅鑼海底輪的位置，並引導學員一直唱誦 Lam。鑼音轉弱就補音，切不可讓鑼音中斷。每個脈輪唱誦三分鐘。

學員們一邊唱誦 Lam，一邊感受海底輪的運作。然後不斷傳送感恩與愛給海底輪。讓海底輪接收到感恩與愛的思維時，它會受到滋養、支持、激勵而運作的更加喜悅和諧與平衡。

三分鐘後銅鑼師開始輕敲鑼面上的臍輪位置，並引導學員唱誦 Vam。一樣一邊唱誦一邊傳送愛與感恩的思維給臍輪。

三分鐘後換太陽神經叢，引導學員唱誦 Ram，一樣一邊唱誦一邊傳送愛與感恩的思維給太陽神經叢。

三分鐘再換心輪，引導學員唱誦 Yam，一樣一邊唱誦一邊傳送愛與感恩的思維給心輪。

三分鐘後再敲擊喉輪，引導學員唱誦 Ham，一樣一邊唱誦一邊傳送愛與感恩的思維給喉輪。

三分鐘後再換敲擊眉心輪，引導學員唱誦 Aum，一樣一邊唱誦一邊傳到愛與感恩的思維給眉心輪。

三分鐘後再換敲擊頂輪，引導學員唱誦 So-Ham，一樣一邊唱誦一邊傳到愛與感恩的思維給頂輪。

結束之後，持續敲鑼引導學員們進入冥想七分鐘。

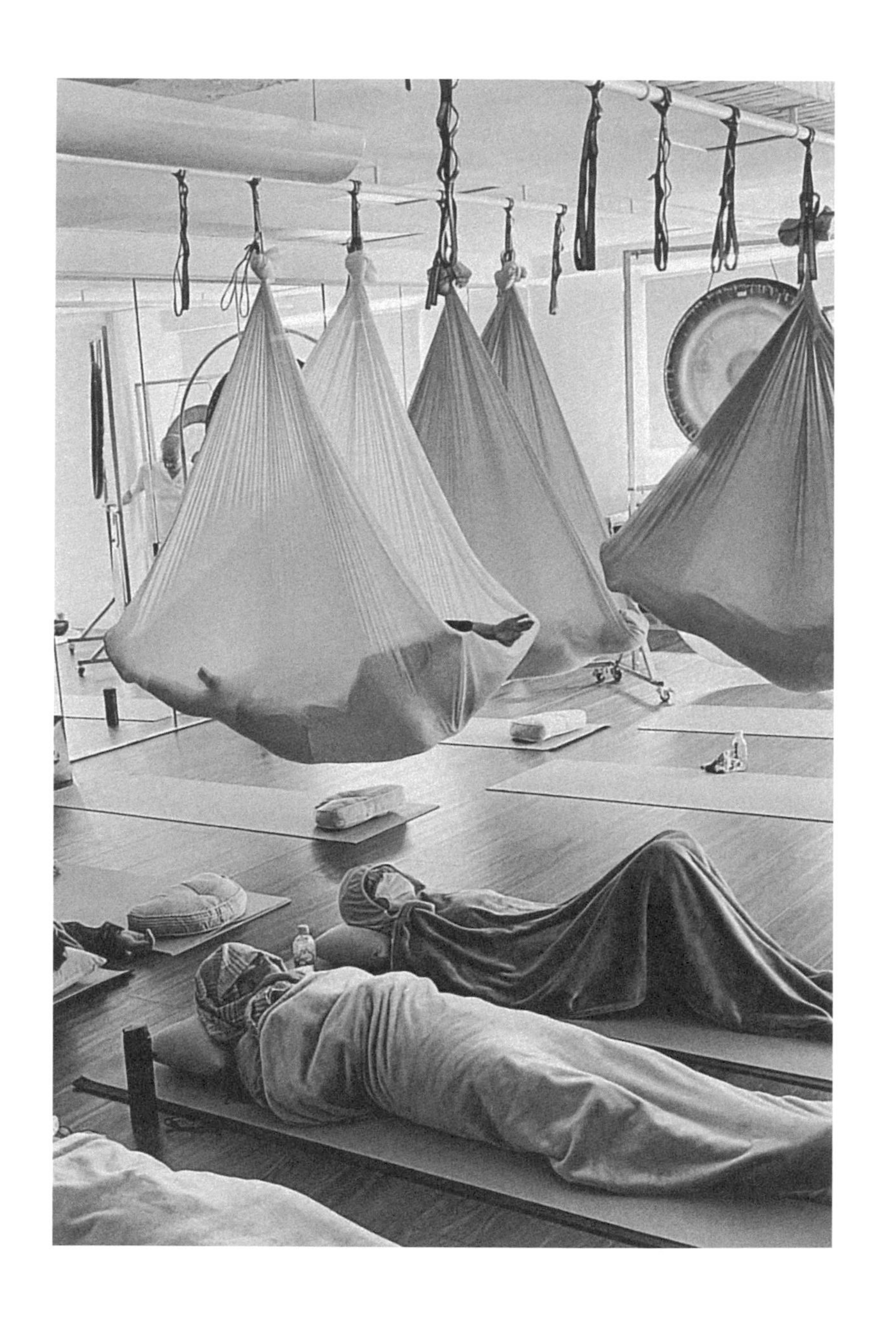

第七章

結合瑜伽的銅鑼療癒

「共振宇宙，宇宙將為你排除萬難。」

——Yogie Bhanjan

有一次，我們在銅鑼浴之前先做了整套的瑜伽 Kriya，有呼吸法、體位法和冥想。在做的過程中感覺到身體的能量被活化，全身發熱流汗，身體被完全延展開來之後感覺到更加輕盈，人也變得光亮。在身體打開之後進入銅鑼浴，因為經過瑜伽暖身，身心都特別敞開，後來接收音波能量的時候特別放鬆和融入。

還記得當天我是以坐姿聆聽銅鑼浴，聲波和振動不斷地在每個細胞之間共振共鳴，內在的五感和覺知也不斷地變得更加的敏銳。真的很像是聲波在全身同時按摩，深入細胞深處。過程中我莫名的感動而落淚，身體也因為層層的放鬆而變得更加的舒適。

就在那一刻，銅鑼的聲音變得更加強烈，不斷堆疊的泛音和振動也如同海浪一般將我完全的淹沒。就在這時候，神奇的事情發生了，時空彷彿在瞬間停止，本來因為音波引導而在胸前累積的全身壓力剎那間消失了，同時我感覺身體也消失了。

取而代之的是一種淡淡的幸福感，滿足又喜悅。第一次發生時讓我感覺有點手足無措，可是我告訴自己「我經驗到了」。好興奮好興奮，那種被音波完全消融到身體消失又瞬間彷彿全身細胞都被充能活化的感受，真的太感動了。

那種身體消失又通體舒暢的感覺，實在難以用語言文字來形容。後來我也不斷的創造這樣的銅鑼浴，試著讓其他的人來體驗。因為我經驗過了，我想用我的一生，來讓更多的人體驗到，身心消融、充電、完全被包容的感受。

在銅鑼浴前先進行瑜伽的暖身是非常有幫助的，讓身體先打開，奇蹟便得以發生！

銅鑼和瑜伽的搭配

銅鑼和瑜伽修煉之間有一種相互補充和相輔相成的關係。銅鑼聲音療癒可以成為瑜伽修煉的一個豐富元素，而同時，瑜伽修煉也可以加強銅鑼聲音療癒的效果。

銅鑼可以作為瑜伽深層冥想的一種輔助工具。當你進行冥想時，聆聽銅鑼的聲音可以幫助你專注、深入冥想狀態，並創造更富有意義的冥想體驗。

銅鑼可以透過聲音共鳴和振動影響身體的能量場，從而促進能量的平衡和流動。這與瑜伽修煉中的提升能量和三脈七輪平衡相呼應，加強了能量建構和身心靈平衡的效果。

瑜伽修煉強調專注和覺察當下的身體狀態，而銅鑼的音波和振動也可以強化你的五感覺知，和幫助你更專注於當下，加深你對身體和能量的覺察與連結。

銅鑼和瑜伽都可以幫助你進入靜心和平靜的狀態。銅鑼聲音可以帶來平靜和寧靜的氛圍，而瑜伽修煉則透過呼吸和動作的協調來幫助你進入內在的平靜和靜心狀態。

銅鑼和瑜伽修煉之間的關係是一種互補和相互增強的關係，它們可以相互支持和豐富彼此的實踐。透過結合銅鑼和瑜伽修煉，你可以為自己創造一個更豐富、更有意義的身心靈經驗。

最重要的是，融合銅鑼和瑜伽修煉需要保持開放的心態和個人獨特的實踐方式。你可以根據自己的需要和興趣，選擇最適合你的方式來結合這兩者，並將其融入你的日常瑜伽和冥想實踐中。

◎ 銅鑼冥想呼吸法 ◎

銅鑼結合呼吸法是一種將聲音和呼吸結合的練習，這裡提供一個詳細的步驟說明，讓你可以實際操作這種結合的練習。

①**準備：**找一個寧靜的環境，將銅鑼放在你前方的舒適位置。準備好坐墊或瑜伽墊。

②**坐姿：**坐在坐墊上，保持身體直立並舒適。可以採取蓮花坐、半蓮花坐或讓你舒適的坐姿。

③**冥想和呼吸：**閉上眼睛，放鬆全身，開始專注呼吸。將注意力放在呼吸的自然流動上，感受每次呼吸的進出。

④**深呼吸:**開始進行深呼吸，將呼吸拉長並加深。透過鼻子深吸氣，然後緩慢地透過嘴巴完全呼氣。每次呼吸時盡量放鬆身體和肌肉。

⑤**銅鑼敲擊：**拿起銅鑼棒，輕輕地敲擊銅鑼，使其發出一個柔和的聲音。這個聲音將成為你的專注點和呼吸的引導。

⑥**音樂化呼吸：**開始與銅鑼的聲音同步進行呼吸。當你聆聽到銅鑼聲音時，以自然的節奏進行深呼吸，隨著聲音的漲落擴大和縮小呼吸的範圍。

⑦**深層呼吸：**隨著銅鑼聲音的漲落，擴大你的呼吸。在每個銅鑼敲擊聲之間，盡量深吸氣，然後緩慢地完全呼氣。感受呼吸在身體中流動，帶來能量和放鬆。

⑧**專注和覺察：**保持專注和覺察你的呼吸和聲音。將注意力完全集中在呼吸和銅鑼聲音上，放鬆和清空你的心。

⑨**呼吸節奏：**根據你的舒適程度和感受，開始調整呼吸的節奏與銅鑼聲音相呼應。你可以選擇將呼吸與每個銅鑼敲擊的聲音對應，或者將一個呼吸週期對應到多個銅鑼聲音。

⑩**聲音共鳴：**在呼吸的同時，注意聆聽你身體中的聲音共鳴。感受聲音的振動和共鳴如何影響你的身體、情緒和能量。

⑪**持續時間：**你可以根據自己的需求和時間安排，進行這種銅鑼結合呼吸法的練習。建議開始時先進行五到十分鐘，然後逐漸延長練習的時間。

⑫**結束：**當你感覺到練習即將結束時，緩慢地停止呼吸和銅鑼敲擊。保持幾分鐘的寂靜，讓身體和心靈繼續享受練習後的寧靜狀態。

這個銅鑼結合呼吸法的練習可以幫助你更深入地聯繫自己的呼吸、聲音和能量，同時也提供了一個平靜和放鬆的練習環境。你可以根據自己的喜好和需求進行調整和變化，找到最適合你的節奏和方式。這是一種可以隨時隨地進行的練習，帶給你身心靈的平衡與和諧。

◎ 銅鑼結合四七八呼吸法 ◎

每分鐘呼吸十六次（男子）或十八次（女子）是平均值，但請注意每個人的呼吸頻率可能有所不同。下面是進一步的說明：

①降低呼吸循環到八次：當有意識地降低呼吸頻率到每分鐘八次時，我們可以感到更加放鬆。這種慢而深的呼吸可以刺激副交感神經系統，進而放鬆身心、釋放壓力並提升心智意識。這種呼吸方式可以讓人感受到更深層次的寧靜和平靜。

②減少呼吸循環到四次：如果有意識地將呼吸頻率減少到每分鐘四次，還可以經歷更深的冥想狀態。這種極慢的呼吸節奏會啟動腦部的功能轉變，提升覺知力的感受，增加視覺的清晰度，並提高身體的敏感性。同時，腦下垂體和松果體開始在更高的狀態上協調，進入一種自然而深度的冥想。

呼吸是我們與身體、心靈和環境之間密切連結的工具。透過有意識地調整呼吸頻率，可以在身心層面獲得各種益處，從放鬆到深度冥想。適應自己的呼吸節奏和節律，並在練習中保持覺察，將有助於提升個人的心智意識和整體的健康福祉。

結合四七八呼吸法和銅鑼敲擊可以創造一個更深度的冥想和療癒體驗。

以下是結合兩者的練習步驟：

①**選擇一個安靜的環境：**找一個寧靜的空間，讓你可以進行冥想和銅鑼敲擊練習，確保你不會受到干擾。

②**坐姿：**找一個舒適的坐姿，可以是單盤、散盤或是你最舒適的坐姿。將身體放鬆並將脊柱打直。

③**開始「四七八呼吸法」：**首先將舌尖抵在上顎，用鼻子呼吸，默數四秒；摒住呼吸七秒；緩緩從嘴巴吐氣，並默數八秒。

④**敲擊銅鑼：**在每個停頓的時候，使用銅鑼進行敲擊。可以選擇敲擊銅鑼的四點鐘位置，按照口令來帶領這個呼吸練習。「吸二、三、四；止二、三、四、五、六、七；吐二、三、四、五、六、七、八。」每次念誦口令念到吸、止、吐這三個字時輕敲銅鑼，重複這個四七八呼吸法的步驟，建議可以練習四分鐘或八分鐘。

⑤**聆聽聲音：**在敲擊銅鑼的同時，聆聽聲音的共鳴和共振，讓聲音進一步放鬆身心，引導你進入更深層次的冥想狀態。

⑥**專注和覺察：**保持專注和覺察你的呼吸、身體和銅鑼聲音。感受每個呼吸、每個敲擊帶來的能量和平靜。

⑦**結束：**當你感覺到練習即將結束時，慢慢地恢復正常的呼吸。保持幾分鐘的寂靜，感受練習的效果和平靜的狀態。

◎ 火呼吸和銅鑼結合的練習 ◎

以下是結合火呼吸和銅鑼的練習步驟：

①**坐姿：**找一個舒適放鬆的坐姿，保持脊柱打直和下巴微微內收。

②**呼吸準備：**閉上眼睛，放鬆身體，保持自然呼吸。先進行幾次深呼吸，讓自己進入放鬆的狀態。

③**火呼吸：**閉上嘴巴，開始用鼻吸鼻吐來進行快速而規律的火呼吸。快速地吸氣和呼氣，每秒約兩到三次，以相等的時間進行吸氣和呼氣。

④**感受呼吸：**專注於呼吸的感覺和流動，感受氣息進入和離開身體的節奏。注意丹田和太陽神經叢的力量。

⑤**銅鑼敲擊：**在火呼吸的同時，使用銅鑼進行敲擊。可以選擇敲擊銅鑼的六點鐘位置，以增強能量的聚焦。

⑥聆聽聲音：在敲擊銅鑼的同時，聆聽銅鑼聲音的共鳴和共振。讓聲音進一步放鬆身心，引導你進入更深層次的冥想狀態。

⑦專注和覺察：保持專注和覺察你的呼吸、身體和銅鑼聲音。感受每個呼吸、每個敲擊帶來的能量和平靜。

⑧持續時間：根據個人的舒適程度，可以選擇進行三到十一分鐘的火呼吸和銅鑼敲擊練習。隨著練習的進展，逐漸增加時間。

⑨結束：當你感覺到練習即將結束時，慢慢地恢復正常的呼吸。保持幾分鐘的寂靜，感受練習的效果和平靜的狀態。

⑩身體調整：在完成火呼吸和銅鑼敲擊練習後，慢慢地恢復正常的呼吸節奏。注意身體的感覺，讓自己逐漸回到平靜和放鬆的狀態。

⑪靜默冥想：進入靜默冥想的狀態，將注意力轉向內部。觀察身體、情緒和思緒的感受，任由它們自由流動而不加以評判或干擾。

⑫感恩和結束：在練習的最後，表達對自己的感恩和對這個練習的效果的感謝。慢慢地恢復正常的呼吸，然後輕輕地打開眼睛，回到周遭的環境中。

這個練習結合了火呼吸和銅鑼敲擊的技巧，透過快速的呼吸和銅鑼的共振，可以引導身心進入一個深度冥想的狀態。這個練習有助於放鬆身體、釋放壓力、平衡能量，並提升自我覺察和冥想的經驗。請根據自己的舒適程度和需求進行這個練習，並隨著練習的進展逐漸增加時間和深度。（有氣喘者、過度換氣者、懷孕、生理期來者都不建議練習火呼吸，請改練習深長呼吸。）

◎ 銅鑼結合右鼻孔呼吸練習 ◎

當我們透過右鼻孔呼吸時可以啟動太陽能量，這能帶來活力和專注力的提升。而銅鑼的聲音則能加強這種效果。現在，來體驗一下結合右鼻孔呼吸和銅鑼的練習吧！

首先，找個寧靜舒適的地方坐下，放鬆身體和心靈。
拿起你的銅鑼，準備好開始。

↓

現在，輕輕按壓住左鼻孔，讓右鼻孔自由呼吸。
感受空氣進入和離開你的身體。

↓

隨著右鼻孔的呼吸，開始輕輕地敲擊銅鑼。
讓聲音與你的呼吸同步，創造一種和諧的節奏。

↓

專注於銅鑼的聲音，讓它充滿你的整個存在。
同時，感受右鼻孔呼吸帶來的能量和平靜。
讓聲音和呼吸引領你進入內在的寧靜。

在這個狀態中，保持慢且深的呼吸節奏。
每次吸氣時，輕輕地敲擊一下銅鑼；
每次呼氣時，再次輕輕地敲擊一下。
↓
專注於銅鑼的共鳴，同時感受呼吸在身體內的流動。
平衡你的能量，讓太陽和月亮的力量在你的身體中流動和融合。

隨著練習的進行，進一步放鬆身體和心靈，讓自己進入更深層次的放鬆和冥想狀態。讓銅鑼的聲音和呼吸引導你進入內在的寧靜。當你感覺練習即將結束時，慢慢地恢復正常的呼吸。感謝銅鑼和呼吸為你帶來的平靜和能量。

這個練習結合了右鼻孔呼吸和銅鑼的敲擊聲音，透過專注於呼吸和共鳴的聲音，這個練習能夠深化冥想狀態，平衡能量，並帶來平靜和能量的提升。

這個練習不僅可以提升你的活力和專注力，還能讓你感受到身體的溫暖和活動性。太陽能量的流動促進身體的新陳代謝，增加你的能量和活動能力。

同時，透過右鼻孔呼吸，你可以增強意志力和自信心。太陽能量與意志力相關，這種呼吸方式能夠激發你內在的力量和自信。

請根據自己的舒適程度和時間安排，進行這個練習。給自己足夠的空間和時間，去感受這個練習所帶來的好處和深度體驗。在這個過程中，與自己的內在對話，感受生命的美好和智慧的流動。

◎ 銅鑼結合左鼻孔呼吸法練習 ◎

在一個寧靜的環境中，坐下並保持舒適的姿勢。輕輕閉上眼睛，並將注意力轉移到呼吸上。

使用右手的大拇指輕輕按壓右鼻孔，讓左鼻孔自由呼吸。專注於左鼻孔的氣息流動，感受氣息進入和離開身體的感覺。

拿起銅鑼，將它放在你的面前。輕輕地敲擊銅鑼，讓聲音緩緩響起。聆聽銅鑼的聲音，並將注意力集中在聲音的共鳴上。

隨著左鼻孔的呼吸，開始逐漸加強敲擊銅鑼的力道和節奏。每當你吸入氣息時，用更有力的方式敲擊銅鑼；每當你呼出氣息時，以輕柔的方式敲擊銅鑼。

讓銅鑼的聲音與左鼻孔的呼吸相融合，感受它們之間的共鳴與和諧。讓聲音引導你進入更深層次的放鬆和冥想狀態。

專注於呼吸和聲音的流動，讓自己完全沉浸在當下的感覺。讓聲音和呼吸引導你進入內在的寧靜和平靜。

在練習結束時，慢慢地恢復正常的呼吸。感謝銅鑼和呼吸帶給你的平靜和能量。

這個練習結合了左鼻孔呼吸法和銅鑼的敲擊聲音，透過專注於呼吸和聲音的共鳴，可以深化冥想狀態，平衡能量，帶來平靜和能量的提升。請根據個人的舒適程度和時間安排進行練習。記得給自己足夠的空間和時間來體驗這個練習所帶來的好處和深度體驗。

◎ 銅鑼與體位法的結合練習 ◎

結合銅鑼和體位法的練習，可以體驗到一系列特別的好處。首先，這種練習可以幫助我們平衡身體能量的流動，使身心更加和諧。另外，這種練習對於情緒平衡也非常有幫助。當同時聆聽銅鑼聲音並進行體位法的動作時，我們可以釋放壓力和情緒。

首先，選擇一個安靜的地方坐下來，放鬆身心。

↓

準備一個銅鑼，放在你面前。

↓

閉上眼睛，深呼吸幾次，讓自己進入一個放鬆的狀態。

↓

開始進行你熟悉且舒適的體位法，
可以是簡易坐姿或其他瑜伽姿勢。

↓

同時，請銅鑼師開始輕輕敲擊銅鑼，讓聲音與你的動作同步。

↓

專注於聆聽銅鑼的聲音，同時感受身體的動作和能量流動。

↓

深深地呼吸，讓呼吸與銅鑼的聲音和身體的動作相融合。

在這個練習中，保持冥想的狀態，觀察並感受身心的變化和流動。根據你的感覺和時間，持續進行練習。練習即將結束時，慢慢地回到正常的呼吸狀態，並感謝銅鑼和體位法帶給你的平靜和能量。

請你在一個安靜的環境中進行這個練習，給自己足夠的時間和空間來體驗其中的好處。記住，這個練習可以根據你的需要和時間進行調整，讓它成為你冥想和放鬆的一部分。

當你漸漸習慣了這個練習，你將發現它對於平衡能量、深化冥想和提升情緒平衡方面的好處。

◎ 銅鑼結合冥想 ◎

選擇一個安靜舒適的地方，坐下來，放鬆身體和心靈。

↓

坐在銅鑼的前面，深呼吸幾次，放鬆身體並專注於當下的感覺。

↓

銅鑼師開始輕輕地敲擊銅鑼，產生柔和而悅耳的聲音。
可以使用柔軟的木棒或手指輕輕敲擊銅鑼的邊緣。

↓

專注於聆聽銅鑼的聲音，感受它的共鳴在你身體中擴散。
注意聲音的起伏和變化。

↓

讓聲音的振動和共鳴引導你進入冥想的狀態。
專注於聲音的每一個音符和餘響。

↓

同時，注意你的呼吸，讓它自然地流動，與銅鑼的聲音共鳴。

↓

如果你感覺到思緒的干擾，不要強迫抑制它們，
只是觀察它們並讓它們漸漸消散。
回到聆聽銅鑼的聲音和感受呼吸的當下。

↓

繼續敲擊銅鑼，保持冥想狀態，直到你感覺練習即將結束時。

↓

練習結束時，慢慢地停止敲擊銅鑼，讓聲音逐漸消失。
深呼吸幾次，逐漸回到正常的呼吸節奏，感受身體的放鬆和平靜。
感謝銅鑼的聲音和練習所帶來的平靜與能量。

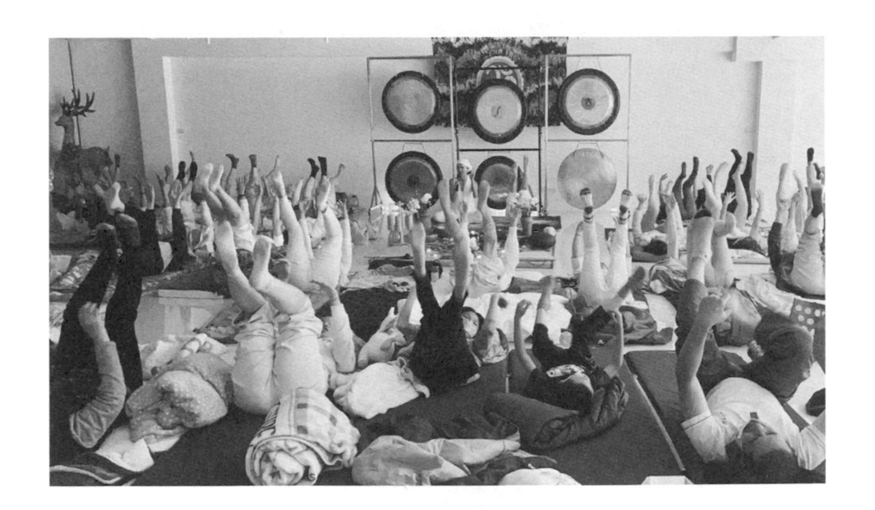

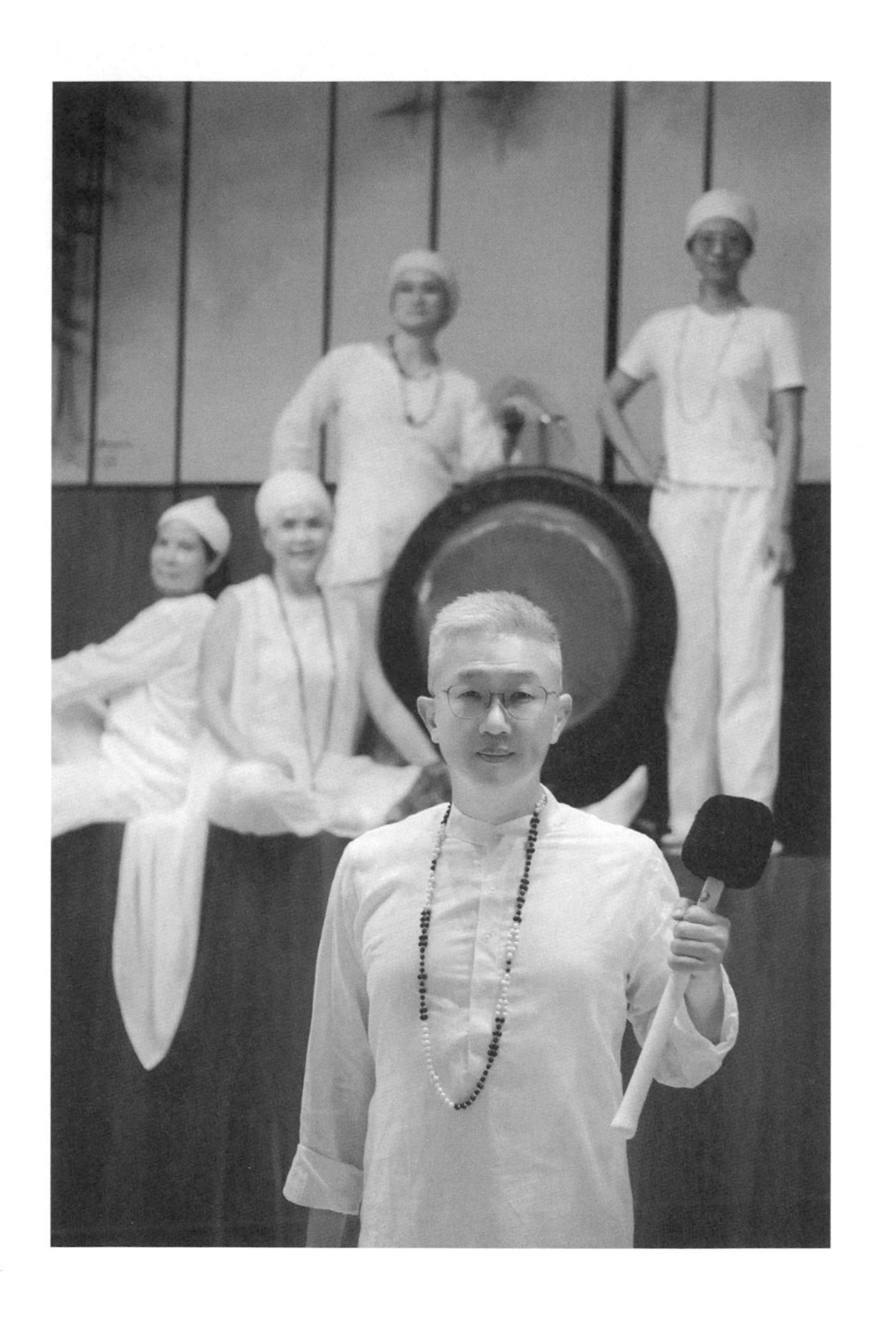

第八章

打造一場銅鑼浴

彷彿有一股奇妙的力量，
帶領著我們在不同的維度間探索與冒險。

瑜伽大師建議銅鑼浴的時間至少要有四十五分鐘。你可以依據課程主題、團體的需要或是當時的能量場而延長演奏的時間。

四十五分鐘的銅鑼浴可以分成三個十五分鐘，分別為「漸強」、「中強」和「最強」，而每一段十五分鐘的時間也可以再細分成三個時段，當你不斷的細分下去，你會發現在每一個當下，你都在同步創造療癒的不同層次和本自具足的圓滿。

① 漸強

神聖療癒的初始。銅鑼師連結上源頭，放下自己的無明和執著，以存在的管道清淨的、輕柔的和現場的人事物、時間、空間開始掃描和包容。在這一段時間柔軟、覺知、接納的能量慢慢的蔓延擴張到每一個思維、振動和每一口呼吸。輕柔、有力量又帶著層次放鬆的層次感。

② 中強

在前一段頻率和力量的做功之後，心跳、血壓、呼吸和腦波都漸次的鬆開和變慢。生命隨著當下的因緣而開始在不同的維度同步修復各個系統。通常敲鑼會更有力量，更強的振動和音浪啟動副交感神經，讓還沒進入銅鑼冥想的人們可以進入更深層的體驗。

③最強

在銅鑼浴的最後五分鐘，會進行最強的清理。

漸漸的螺旋強化銅鑼的振動，讓全身的壓力聚集在一起，當內在壓力與情緒隨著音量和節奏的增強而堆疊在身體的一處，讓敲擊能量隨著節奏和專注快速的建構起來。當能量累積超過了一個臨界點，藉由快速用力敲擊鑼面的手法來爆破，從而使聆聽者身上產生深度的釋放和層層的放鬆，並且同步經驗到身體的輕盈和意識上的擴張和提升。

這個在第三階段最強時候的大清理，它的原理就類似漸進式的聲波指壓按摩放鬆技術，依次讓身體各部位感受壓力，當壓力達到一個臨界值，緊繃的身體經驗到一次聲音的爆炸，在繃到最緊之後的釋放，身體會進入到全然的放鬆和深層的療癒和轉化。

銅鑼浴的注意事項

銅鑼浴演奏的目的不是為了娛樂，而是為了將聆聽者的能量提高，帶領他們自發地進入療癒和轉化的狀態。它能夠創造出靜謐、和諧與平和的氛圍，讓人們感受到內心的靜默和平靜。同時，銅鑼的聲音也能喚起內在的智慧和感性直覺，幫助人們更深刻地體驗自我和身心靈的連接。

在演奏銅鑼之前，培養專注和意識，專注於當下的流動和直覺。透過連結內在的本源，將自己與天地接軌。

對銅鑼持有敬畏和尊重的態度。認識到銅鑼是一個神聖的法器，具有獨特的振動和能量。對銅鑼 Guru 臣服和交托，相信銅鑼浴開始前療癒就已經被完成了，並且充滿感恩。

演奏銅鑼時，感受其共鳴和振動。注意銅鑼的聲音如何與自己的身體和周圍的環境產生共鳴，並將自己的身心靈與這種共鳴連接起來。在演奏銅鑼時，要能夠微調聲音的品質和創造流動。透過調整敲擊的力道和速度，以及使用不同材質的鑼棒。通常鋁金屬棒較硬，山毛櫸木棒非常柔軟，可以創造明亮和低沉，完全不同質感和豐富的音色。

演奏銅鑼需要發揮直覺和愛的表達能力。隨著音樂的流動，根據內在的直覺來回應生命，允許銅鑼來帶領，經驗放下自我的過程。

銅鑼演奏需要培養靈敏的觸感和控制能力。熟悉鑼棒的重量、平衡和觸感，並在演奏中適應不同的力度和速度，以產生所需的音色和共鳴效果。

演奏銅鑼時，要有敏銳的聆聽能力。注意聲音的共鳴、衰減和變化，並與銅鑼產生共鳴，以提供更豐富和深刻的療癒體驗。每次當我在銅鑼療癒的過程中有了新的體悟，就覺得整個人像脫胎換骨了一般，一股愛的暖流從心輪湧出，全身的細胞被電得酥酥麻麻，不斷地流出感動感激的淚水。

當我從更高的角度來看待自己和我所理解的，自然變得更加謙卑和臣服。也一次又一次的再度校準自己的初心。「上善若水，水善利萬物而不爭。」生命的意義就在剎那間點滴在心中升起。

環境配置

①**照明：**選擇柔和的暖光，這樣可以減少刺激和干擾，讓人更容易進入放鬆和冥想狀態。

②**溫度：**保持適宜的溫度，避免過冷或過熱的環境。最好的溫度範圍是 21° C 到 27° C 之間，這樣可以幫助身體更好地放鬆和吸收銅鑼浴的能量。

③**採光：**選擇柔和的自然光線，避免強烈陽光直射或過於昏暗的環境。這樣可以減少刺激和干擾，讓人更容易進入放鬆和冥想狀態。

④**通風：**選擇通風良好的環境，可以幫助身體更好地吸收銅鑼浴的能量，並促進身體的自我修復和療癒。

⑤**空間：**選擇一個舒適的環境是銅鑼浴的重要一環，可以幫助提高銅鑼浴的身心舒適度和療癒效果。

空間材質

如果想在銅鑼浴營造出最佳音質的效果，那地板和天花板就建議可以選擇以下材質：

①**木質材料：**地板和天花板使用木質材料能夠產生溫暖的共鳴和自然的聲音反射。木材具有良好的聲音傳播特性，有助於增強聲音的深度和豐富度，使其更加自然和舒適。

②**吸音材料：**地板和天花板使用吸音材料，如吸音板等，可以減少聲音的反射、雜音和背景噪音，有助於創造更自然清晰乾淨的音質。

背景音樂

音樂是銅鑼浴的重要組成部分之一，不同的音樂能夠帶給人們不同的情感體驗和療癒效果。常見的銅鑼浴背景音樂包括開場時瑜伽暖身的音樂、柔軟又有力量的冥想音樂和大自然的背景白噪音等。選擇適合當天的來賓和活動主題的音樂，也是銅鑼浴重要的一環。

精油和香氛噴霧

精油和香氛噴霧可以增強銅鑼浴的效果，讓身心更快速地進入放鬆狀態。薰衣草精油可以幫助放鬆身心，柑橘香氛可以提升心情，薄荷精油可以增強清醒感。根據自己的需要和喜好選擇適合的精油或香氛噴霧。將精油或香氛噴霧噴在銅鑼背面或教室空氣中。

燃點香薰蠟燭或精油

燃點香薰蠟燭或滴幾滴香薰精油，可以增強香氣和療癒效果。選擇適合的精油也是非常重要的，例如薰衣草精油可以幫助放鬆和鎮靜身心，檸檬精油可以提神和減輕壓力。

蠟燭和 LED 燈

蠟燭和 LED 燈可以為銅鑼浴提供一種營造氛圍的方式，使療癒體驗更為愉悅和放鬆。

①**選擇燈光顏色：**LED 燈可以透過選擇不同的顏色來創造不同的氛圍，例如藍色可以幫助放鬆，紅色可以提高活力等。蠟燭則可以選擇不同的香味，例如薰衣草可以幫助放鬆，檀香可以增強冥想效果，酥油蠟燭神聖又莊嚴等。

②**放置燈光：**當銅鑼浴開始時熄滅所有的燈光，僅用 LED 燈和蠟燭照亮銅鑼與舞台，也建議將 LED 燈或蠟燭放置在需要照明的地方，例如廁所或通道。使用蠟燭時，要注意火源安全，不要將燃燒的蠟燭放置在易燃物附近，以免發生危險。

新鮮的香草植物

香草植物可以增強銅鑼浴的效果，因為它們擁有不同的香氣和療癒屬性，可以幫助放鬆身心，促進自我療癒和修復，同時還可以中和人們在釋放負面能量所產生的不好的氣味。

選擇你喜歡的香草植物。常用的植物如薰衣草、迷迭香、百里香、洋甘菊、萬壽菊或者薄荷等，看看哪一種最符合你的需求。

最好用當天購買的新鮮植物，將它們放在銅鑼附近，讓它們的香氣彌漫開來。

在進行銅鑼浴時，你可以將香草植物捆成一小束，一人敲鑼，另一人手持香草，邊走邊輕輕搧動，讓香氣充滿整個空間，同時也釋放著療癒的屬性。

或者，你可以將香草植物浸泡在清潔的水中，然後放入銅鑼浴的音波之中加持。當音波通過水時，會將香草的能量傳遞到水中，結束時再分享給參與的朋友們喝，可以提升精氣神和能量。

無論你選擇哪種方式，使用香草植物都可以加強銅鑼浴的效果，幫助你放鬆身心，促進自我療癒和修復，同時也能夠增強能量場，讓你感受到更多的正能量。

能量寶石和水晶

能量石和水晶是銅鑼浴中常見的輔助工具，它們具有特定的能量場和振動頻率，可以幫助加強銅鑼浴的療癒效果。

能量石和水晶是自然的寶石和礦物，被認為擁有著不同的能量和靈性屬性。這些能量和屬性可以被利用和應用於能量療法、靈性練習和自我成長等領域。以下是一些常見的能量石和水晶，以及它們的特點和功效：

水晶簇 ——— 許多小水晶聚集在一起形成的晶簇，可以幫助清潔和平衡環境中的能量，並促進身心靈的平衡與和諧。

玫瑰石英 ——— 擁有愛的能量和屬性。它可以幫助打開和平衡心輪，並促進愛與和諧的能量。

黑曜石 ——— 強大的保護和清除負面能量的能力。它可以幫助人們消除焦慮和恐懼，並提高精神清晰度。

青金石 ——— 提高創造力和智慧，並增強自信和勇氣。

紫水晶 ——— 具有平衡和清潔身心靈的能力。它可以幫助提高直覺和靈性覺醒，並促進心靈成長和自我覺察。

黑碧璽 ——— 清除負面能量和情緒，促進身體的自癒和修復。

薔薇石 ——— 平衡和補充愛的能量，可以幫助減輕憂鬱和焦慮。

綠松石 ——— 平衡身心靈，提高心靈意識和靈性覺醒。

選擇能量石和水晶時，可以根據個人需要和直覺進行選擇。在選擇時，也可以參考專家和書籍的建議。銅鑼浴時可以將能量石和水晶放置在身體的特定部位或聖壇布上面，可以將其放在身體周圍的空間中，也可以將所有聖物聚集放在一起加持。

在放置能量石和水晶時，可以進行冥想或靜坐，幫助增強冥想的效果，進一步平靜心靈並加強與能量石和水晶的連結。

在你身邊或手上放上一些你喜愛的能量石或水晶。選擇當下讓你感到特別親近或有感覺的。閉上眼睛，慢慢呼吸，專注於你的呼吸。讓身體和心靈都逐漸地放鬆下來。

想像自己走進一個平靜的場所，這可能是一片美麗的海灘，或者一個寧靜的森林。讓自己感到舒服和平靜。專注於你的能量石和水晶，想像它們在散發出璀璨的光芒和溫暖的能量，圍繞著你的身體和光環。輕輕地觸摸著能量石和水晶，感受它們的存在。想像著自己正在吸收它們的能量，讓這股能量進入你的身體，提升你的振動頻率和能量狀態。

保持這種狀態約十至十五分鐘，然後慢慢地回到你的身體。開始深呼吸，輕輕地動一動身體，然後睜開眼睛。透過在銅鑼浴時結合寶石和水晶來冥想，你可以加深對能量石和水晶的連結，同時提升你的心靈成長和內在的平靜。

其他樂器

在銅鑼浴中結合其他樂器可以為銅鑼浴增加更豐富的聲音層次和頻率，提高療癒效果。以下是常常在銅鑼浴時輔助銅鑼演奏的一些樂器。

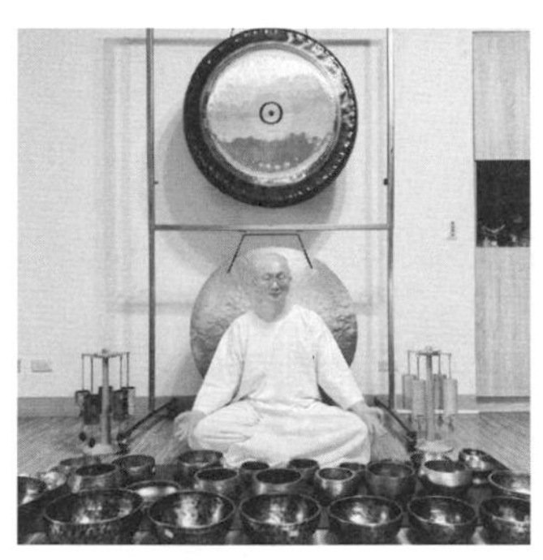

結合頌缽的銅鑼療癒

頌缽

頌缽和銅鑼具有相似的療癒效果，可以一起使用來增強放鬆和冥想的效果。

可以在銅鑼浴的過程中使用頌缽，或者在銅鑼師演奏銅鑼時同時使用頌缽。可以放置在地板敲擊，也可以邊走邊敲。

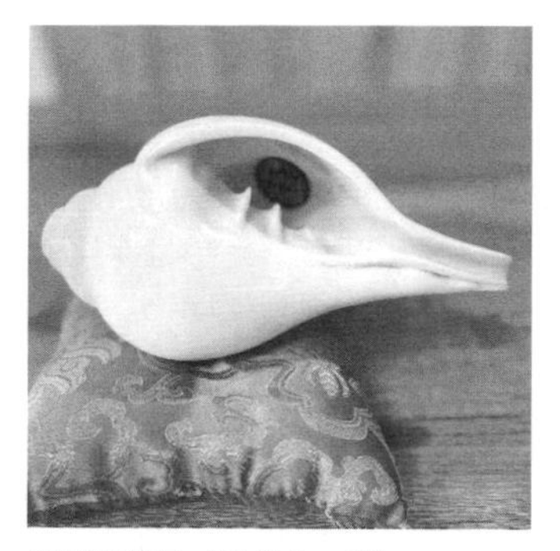
印度洋聖貝（海螺的一種）

海螺

海螺是音療師必備的療癒樂器，它的聲音非常嘹亮，常用來淨化空間或修復脈輪。可以在銅鑼浴開始的時候使用海螺淨化空間，或結合銅鑼來開場。

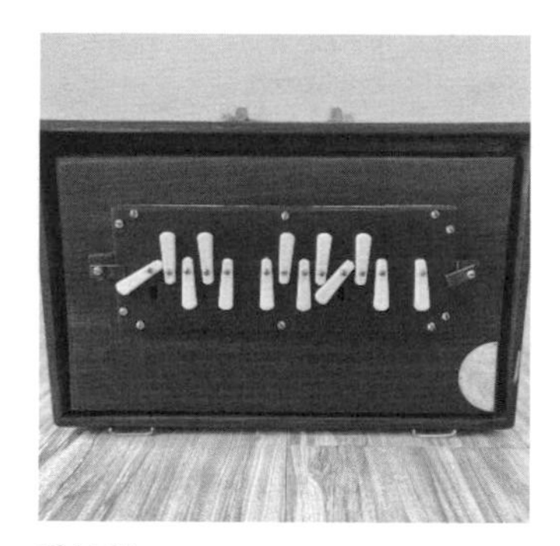
手風琴

Shruti

手風琴的聲音柔和而溫暖，可以在開場的時候帶領團體一起唱誦梵咒，以進入平靜喜樂的氛圍。

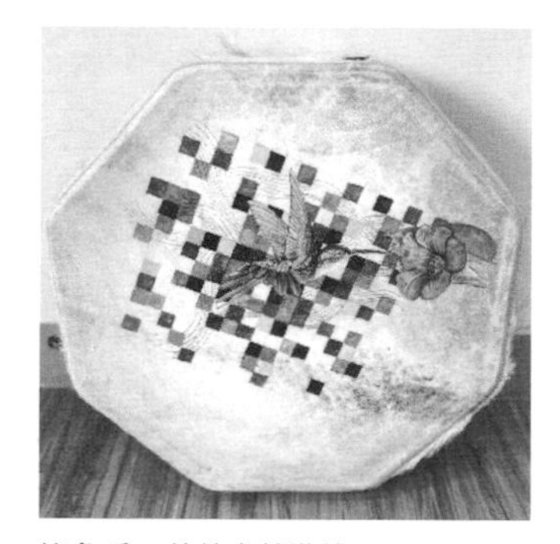
祕魯手工羔羊皮薩滿鼓

薩滿鼓

薩滿鼓的聲音可以啟動交感神經，增強海底輪。可以在開場時藉由薩滿鼓來帶領來賓跳舞，觸發整個下三輪能量，提振精神。

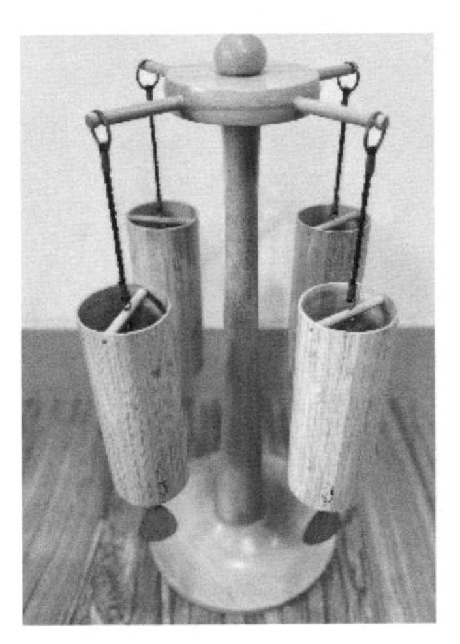
四元素風鈴

四元素風鈴

四元素風鈴是修復脈輪的音療樂器，可以讓聆聽的人們瞬間進入很放鬆和平靜的氛圍。

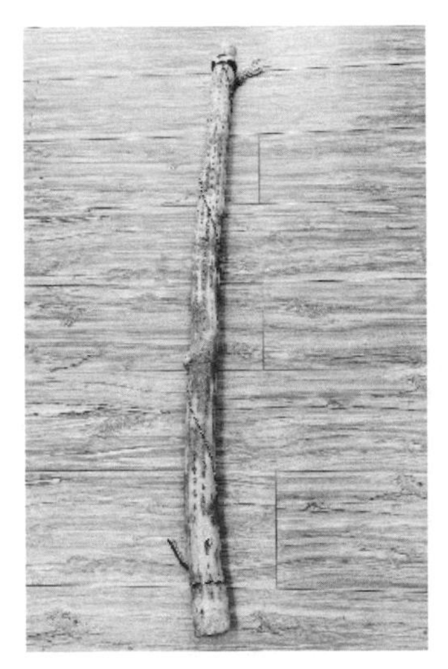
雨棍

雨棍

雨棍是一種模擬雨聲的樂器，可以幫助放鬆身心，增強冥想的效果。較長的雨棍可以發出較長的聲音，較短的雨棍則聲音較短。建議使用較長的雨棍，或是兩手同時握住兩支雨棍操作。將其緩慢地擺動，讓雨棍內的寶石隨機的擊打管壁，發出類似下雨聲的聲音。

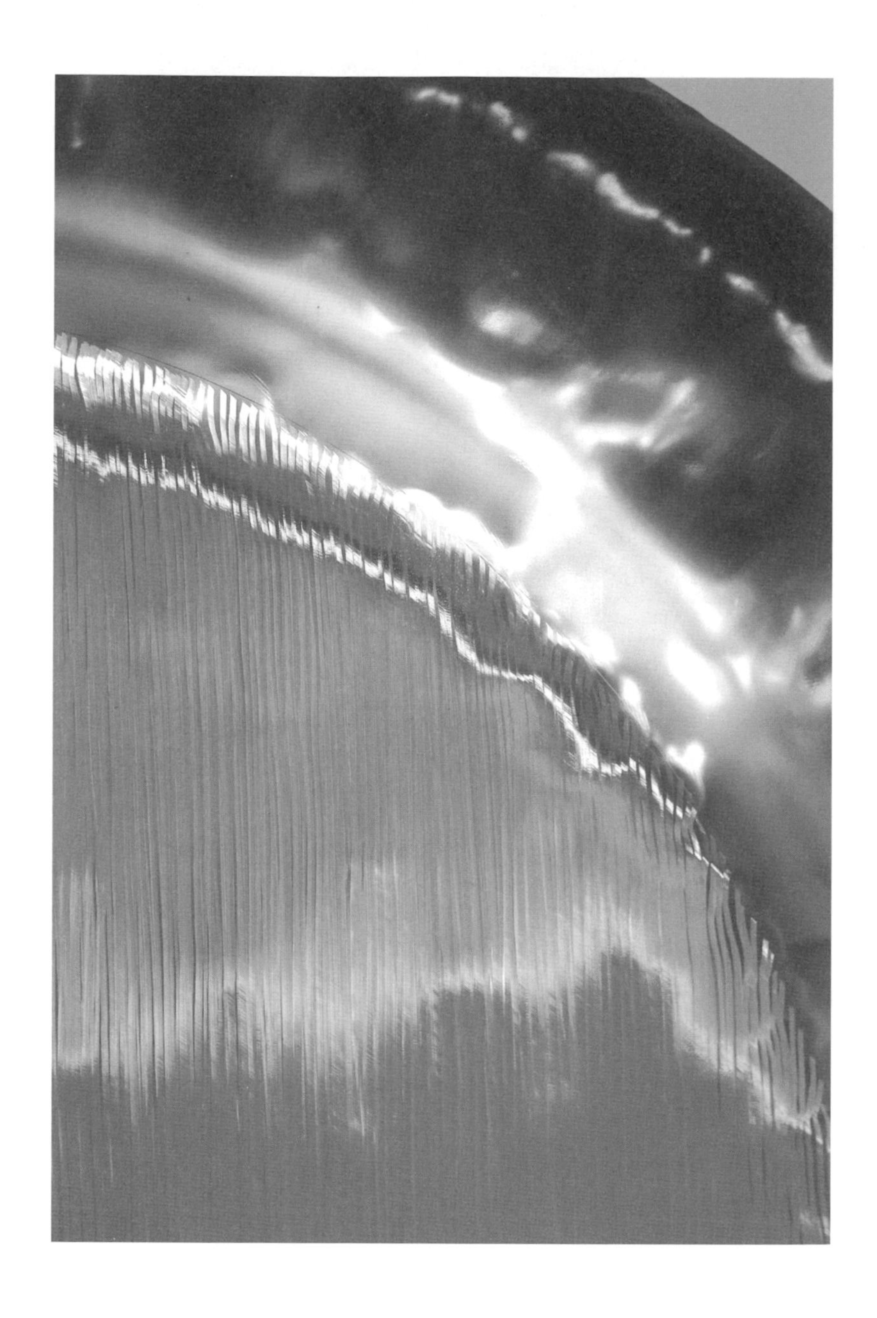

第九章

銅鑼相關知識

「聲音療癒可有效地利用振動和頻率
治癒我們 DNA 中身體、世代和情感的創傷。」
——索尼婭·約瑟夫（Sonya Joseph）

音療師常用銅鑼的尺寸通常介於二十英吋（五十公分）到四十英吋（一百公分）之間。較小的銅鑼常用於一對一個案或小型銅鑼浴，而較大的銅鑼則通常用於專業銅鑼音療培訓、銅鑼祈典、大型銅鑼浴或戶外演出。

銅鑼的厚度會影響銅鑼音箱共鳴的音色、聲音厚度和振動的持久度，銅鑼的重量會影響泛音堆疊的厚度和振動的強度，因此有各種不同的銅鑼類型。

以下介紹一些基本的分類，並針對我較常使用的銅鑼、鑼棒品牌分享使用心得：

交響鑼 Symphonic Gongs

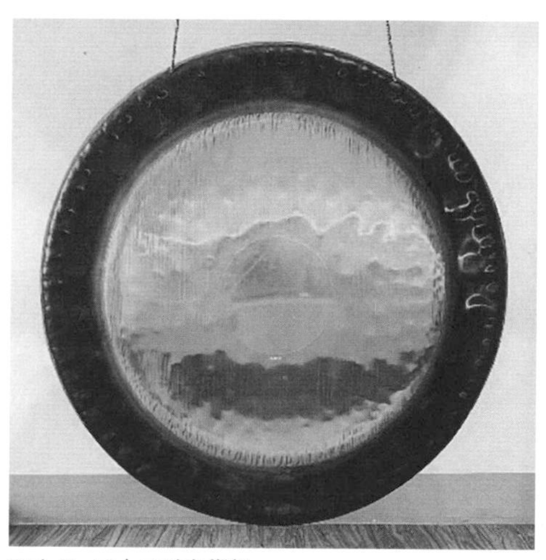

PAisTe 三十二吋交響鑼

交響鑼又被稱為「全頻鑼」，意謂著它可以創造出所有頻率的聲音。它是最古老的銅鑼版本之一，得名於其在交響樂團中被廣泛使用。

交響銅鑼的製作工藝相對簡單，它能產生具有和諧、清晰聲音結構的音色。與其他類型的銅鑼相比，交響鑼的價格相對較便宜。透過改變敲擊技巧和敲擊點，可以創造出豐富多樣的頻率組合和音色變化。

交響鑼在交響樂、管弦樂和其他音樂演奏中扮演重要角色。演奏者可以利用不同的敲擊方式和力度，控制銅鑼產生的聲音特性。交響鑼的音色可以悠長而宏大，也可以清脆而明亮，能夠提供豐富的音樂表達和音響效果。

行星鑼 Planet Gongs

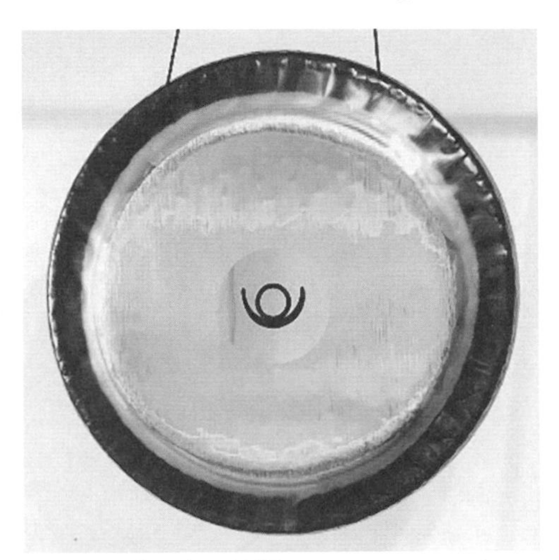

PAisTe 三十六吋冥王星鑼

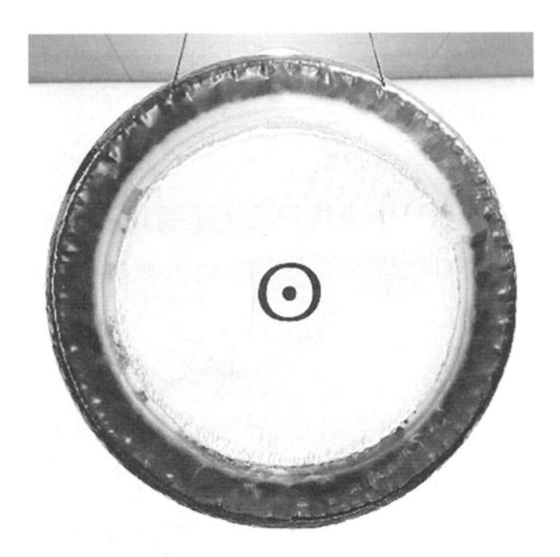

三十八吋太陽鑼

行星鑼是根據行星自轉和公轉的週期，經過精密調音而製成的樂器。行星鑼也被稱為「定頻鑼」，它是在交響銅鑼的基礎上進一步調整頻率以匹配特定行星的數值。

每個行星的頻率是透過將其自轉週期和公轉週期轉換為可聽的赫茲範圍而計算得出的。這些數值基於瑞士數學家漢斯·庫斯科的宇宙八度理論確定。透過將行星的運行週期轉換為頻率，行星鑼的製造商可以調整銅鑼的振動頻率，使其與行星的運動週期相對應。

行星鑼皆是經過精密的手工製造，以確保它們的頻率準確無誤。德國許多知名銅鑼製造商都有製造太陽系行星鑼，只是不同廠商的行星鑼尺寸和外型不太一樣。這些樂器被廣泛應用於聲音療癒音樂、聲音藝術展演和冥想等領域。

行星鑼種類：

①太陽鑼

②地球鑼 地球日、地球年、柏拉圖地球

③月亮鑼 新月鑼、滿月鑼

④水星鑼

⑤金星鑼

⑥土星鑼

⑦火星鑼

⑧木星鑼

⑨天王星鑼

⑩冥王星鑼

⑪海王星鑼

⑫凱龍星鑼

⑬尼布魯星鑼

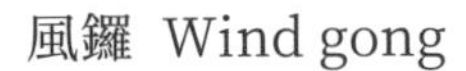

風鑼 Wind gong

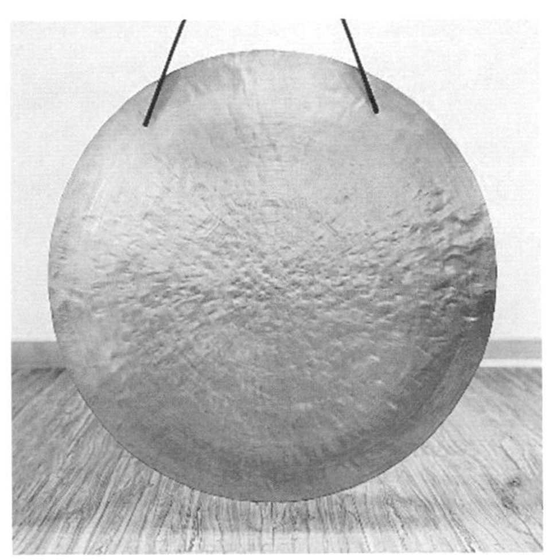

三十六吋風鑼

風鑼是一種具有特殊音色的銅鑼，起源於中國，是中國傳統音樂中常見的樂器之一。

風鑼通常由特殊的青銅合金製成，呈圓形且未經拋光處理。相較於其他類型的銅鑼，它的邊緣相對平整，沒有明顯的凸起或凹陷。與其他銅鑼相比，風鑼沒有折邊，使得它的振動時間較短，振動幅度較大。

風鑼具有非常獨特的音色。它所產生的聲音低沉、渾厚且持久，類似大海海浪的聲音，同時具有強烈的共鳴效果。風鑼的音色可以被描述為深邃、神祕和富有表現力。當風鑼與其他銅鑼一同演奏時，風鑼的聲音常常能夠烘托其他銅鑼的聲音，使其更加空靈、悠揚，提升整體音樂的效果。在演奏風鑼時，使用刮棒來演奏會獲得最佳效果，這樣能夠產生彷彿進入外太空或深海海底的神祕、夢幻又低沉的環繞音響，同時展現豐富的諧波和良好的療癒效果。

風鑼被廣泛應用於銅鑼浴、劇場表演和冥想等領域。在中國傳統音樂中，它被用作打擊樂器之一，為音樂增添莊重和宏大的氛圍。在現代音樂中，風鑼常被用作特殊效果的樂器，用於營造戲劇性、神祕或冥想的氛圍。

演奏風鑼的常見方式是使用較大且較柔軟的鑼棒來敲擊風鑼，以產生層次豐富的海浪聲。根據敲擊的位置、力道和速度的不同，可以產生不同的音響效果和音色變化。此外，一些演奏者還會使用不同種類的刮棒來摩擦風鑼的表面，以產生特殊的音響效果。

德國 PAisTe 銅鑼廠介紹

PAisTe 是一家專業銅鑼製造商，在德國和瑞士都有工廠，以生產高品質的銅鑼聞名，有百年以上製造優質銅鑼的經驗。

該公司的歷史可以追溯到 1906 年，當時由米哈伊爾·托伊沃·帕斯特（Michail Toomas Paiste）在俄國聖彼得堡成立。後來由於第一次世界大戰和俄國革命的影響，PAisTe 家族遷移到愛沙尼亞，並在那裡繼續開展生意。最終，他們在二戰後移居瑞士，並在那裡建立了 PAisTe 公司。

PAisTe 銅鑼的特色：

①**創新：**PAisTe 是第一個引入了 B8 合金(由 92% 銅和 8% 錫組成) 作為製造銅鑼的材料。這一創新被認為是打破了行業傳統的突破。

②**高品質的聲音：**PAisTe 以其銅鑼的清晰度和持續性而聞名。他們的銅鑼聲音鮮明，擁有良好的共振特性和低沉、持久的音調。

③**獨特的外觀：**PAisTe 銅鑼有著獨特的外觀，拋光平滑的表面和獨特的標誌使它們在市場上很容易識別。

④**廣泛的選擇：**PAisTe 提供各種不同類型和尺寸的交響鑼、行星鑼和創聲鑼 (Sound Creation Gong)，適應不同的音樂風格和應用場合。

⑤使用廣泛：由於其高品質 PAisTe 銅鑼受許多專業音療師和打擊樂手所選用，也用於許多銅鑼浴、音樂會和交響樂團演奏。

PAisTe 是歷史悠久的銅鑼製造商，以其創新、高品質的聲音和獨特的外觀而著稱，廣受聲音療癒工作者歡迎。除了 PAisTe 銅鑼，全世界目前深受銅鑼師和療癒師喜愛的銅鑼知名品牌還有「Tone Of Life」、「Gongland」、「Oetken」、「Grotta Sonora」 等。這些品牌做工精細、品質優異、各有特色。銅鑼師會依據各自的喜好來選購和收藏。

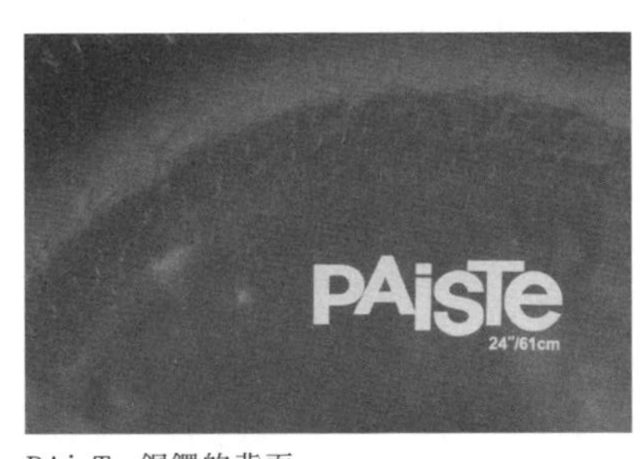

PAisTe 銅鑼的背面

鑼架的選擇

在選擇鑼架時，穩固性和易於調整是兩個重要的考慮因素。以下是一些常見的鑼架類型：

①雙鑼架：雙鑼架通常由一個直立的金屬框架和兩個鑼臂組成，用於同時懸掛兩個鑼。這種鑼架提供了良好的穩定性和平衡，適合需要同時演奏兩個鑼的情況。

②單鑼架：單鑼架是一個直立的金屬框架，用於懸掛單個鑼。它提供了單一鑼的穩定支撐，並且易於調整高度和角度，以適應演奏者的需求。

③圓鑼架：圓鑼架是專為懸掛單顆鑼站立演奏而設計的鑼架。它通常由一個直立的金屬框架和一個可以旋轉的鑼臂組成，使得演奏者可以輕鬆站著敲鑼。

④ C 型鑼架：C 型鑼架是一種簡單而有效的設計，由一個彎曲的金屬支架組成，用於懸掛鑼。它具有輕巧且易於攜帶的特點，適合旅行演奏或坐著敲鑼的場合。

⑤旅行鑼架：旅行鑼架是一種專為方便攜帶和快速組裝而設計的鑼架。它通常由不鏽鋼材料製成，可折疊拆卸，便於旅行和小型課程時使用。

在選擇鑼架時，還應該考慮到其耐用性、穩定性、可升降和易於搬運的特點。最重要的是，選擇一個適合自己演奏風格和需求的鑼架，確保在演奏過程中可以舒適地使用鑼並獲得最佳的演奏體驗。

鑼棒的選擇

在銅鑼演奏中，選擇適合的鑼棒對於泛音的堆疊和療癒的效果至關重要。以下是一些常見的鑼棒類型和推薦：

①**鋁金屬棒：**鋁金屬棒是常見的鑼棒類型之一。它們從輕到重通常有完整的編號（M1~M8，M1 最輕，M8 最重），適合需要快速和精確敲擊的演奏風格。鋁金屬棒可以提供明亮而清晰的音色，適合需要更大力量和深度音色的演奏風格。

②**木棒：**木棒是另一種常見的鑼棒材質。它們通常較軟較輕，並且手柄有長有短，也有特別輕盈細長的木棒選擇。短版木棒非常適合瑜伽老師坐著敲鑼。使用木棒能夠產生非常低沉、厚實、悠揚的音色和共鳴，提供不一樣的振動和穿透力，並在演奏時呈現出不一樣的泛音組合、氛圍。由於較沒有鑼棒敲擊鑼面的撞擊聲，所以會呈現出較低沉、厚實的聲音。

③**刮棒：**刮棒是一種特殊的鑼棒，通常由高級橡膠製成。常用的刮棒有「e 棒」(像英文字母 e 形狀的棒子) 和類似糖果的圓形刮棒。可用於摩擦銅鑼的邊緣或表面，以產生獨特的療癒音效。刮棒能夠創造出持久的共鳴和細膩的聲音紋理。越大的刮棒聲音越低沉，越小的刮棒聲音越高。

在選擇鑼棒時，可以根據自己的手型、力量和個人喜好來做出選擇。重要的是要找到舒適且易於掌握的鑼棒，以便在演奏中有更好的控制和表現。此外，選擇具有彈性和防滑功能的鑼棒也可以增加演奏的精確性和舒適性。

德國 Ollihess 專業鑼棒刮棒製造商介紹

Ollihess 是一家製造環保原木鑼棒和刮棒的公司，他們的專業和熱情推動著他們在聲音療癒的創新使命。他們公司的主打產品，包括山毛櫸原木鑼棒和高級橡膠刮棒，受到全球許多音療師的喜愛。

這些環保原木鑼棒和高級橡膠刮棒的特色，在於內部結構和符合人體工學握持所帶來的舒適感，以及產生出的泛音豐富性方面充滿特色，創造出沉浸式的聲音體驗。

Ollihess 手工製造的原木鑼棒，採用的是品質優異的山毛櫸結合高級柔軟的羊毛，這種設計會降低敲擊鑼面時所產生的噪音，為所有銅鑼創造出來的天籟音色提供了更細膩、溫暖、包容的聲音呈現。

Ollihess 的刮棒使用的是高級的橡膠材質，手工製作的高級橡膠刮棒會創造出神祕而充滿層次、厚度的療癒泛音，彷彿讓你身歷其境在外太空或深海海底。許多的療癒師都推薦在一對一的個案或銅鑼浴使用。

Ollihess 符合人體工學的手工製造原木鑼棒，有長有短，更輕便且握持舒適，使銅鑼浴的演奏更加的順暢。鑼棒頭非常柔軟的高級羊毛能夠輕鬆的演繹出夢幻一般的音色，低沉厚實又悠揚持久。無論您是音樂家還是音療師，Ollihess 的原木鑼棒和刮棒都能為您帶來獨特的聲音體驗。

銅鑼的保養維護

因為台灣是海島型氣候，溼氣比較重，如果銅鑼長期的擺放在鑼袋內會容易生鏽。定期清潔銅鑼表面的灰塵、汙垢或溼氣是相當重要的。如果平常都是掛在鑼架上，記得準備一塊布或不會刮傷鑼面的棉布掛在銅鑼上，以隔絕空氣中的灰塵和溼氣，以免髒汙之後影響銅鑼的聲音和振動。

我選擇使用德國廠商製造的銅鑼專用清潔劑來清潔銅鑼；把銅鑼清潔劑搖勻，適量倒在清潔的白布上，再均勻塗抹在鑼面上，適當施力，順著銅鑼的紋路塗抹均勻。(常見的銅鑼有垂直的聲紋或放射線紋，有些特殊的銅鑼並沒有這些紋路。)

當塗抹過清潔劑的鑼面開始變黑時，就要趕快拿白布把鑼面擦乾淨，髒了就換布，直到擦拭的白布不再有任何黑色的汙漬為止。

注意：銅鑼清潔劑通常腐蝕力很強，不要讓清潔劑在鑼面印刷文字處或者是最外圈的黑邊放置過久，否則就有可能讓文字、黑邊的調音區或煅燒的彩虹圈消失。

更換鑼繩心得

我曾購買過十幾顆德國 PAisTe 銅鑼，原廠附的都是黑色的懸掛登山繩，使用起來很耐磨，而且能夠有效降低銅鑼傳導到鑼架的振動。很推薦軍規的降落傘繩，能更加安全且讓銅鑼的聲音更平衡呈現。

後來我買了很多不同牌子的降落傘登山繩來測試，發覺如果要讓銅鑼聲音更完美的呈現原音，懸掛繩的材質、懸掛的長短會造成不小影響。

這次我又幫三十八吋的太陽鑼換新的降落傘繩，特別選購了美國製的七芯 5.6mm 的軍規黑色降落傘繩。之前買了很多不同廠牌的登山繩，有七芯有九芯的，有 4mm，也有 5mm、6mm，測試到後來發覺還是美製 ATWOOD 的降落傘繩七芯 5.6mm 的最適合，剛好與三十八吋銅鑼的孔徑一致，安裝上去的穩定性最好。4mm、5mm 都不建議，太細太輕的繩子承重能力差一些，增加了繩子和銅鑼摩擦的機率，同時更容易讓銅鑼晃動產生雜音。如果銅鑼很容易晃動，銅鑼師也會較難安住，容易分心。

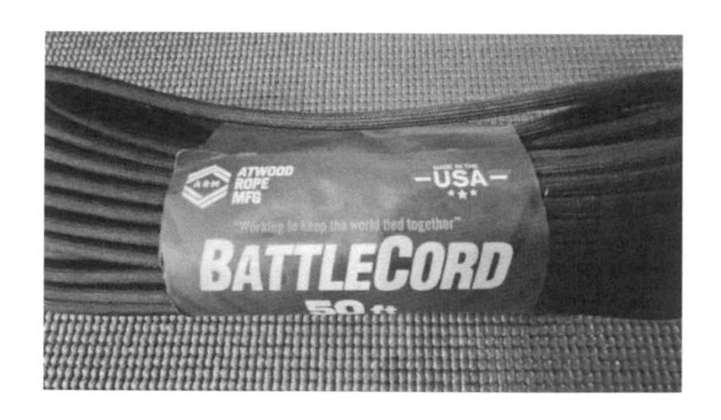

經過多次試驗拆裝，我得出一個大約的安裝懸掛比例，可以獲得最好的聲音表現。這些數據是自己測試的經驗，提供給銅鑼音療的愛好者參考。以下所建議的換繩長度是使用 PAisTe 三十八吋銅鑼做案例說明，如果您的銅鑼是不同牌子、不同尺寸或銅鑼孔洞大小不一樣，那換繩的長度就要再重新測試計算。

我的經驗是：雙邊鑼孔拉直之後繩索的長度是六十五公分，而在銅鑼背面有打兩個結，每一個結約為九公分，所以更換一顆三十八吋銅鑼要準備六十五加九加九一共八十三公分的繩子，如果你用這個長度去打兩個結懸掛起來，應該就跟照片裡一樣剛剛好。

從鑼架上方橫桿下緣距離銅鑼上緣約十四公分，而銅鑼鑼框的下緣距離鑼架中間橫桿約為一個拳頭高。左右邊也至少有一個拳頭的距離方便銅鑼晃動而不會撞到鑼架。

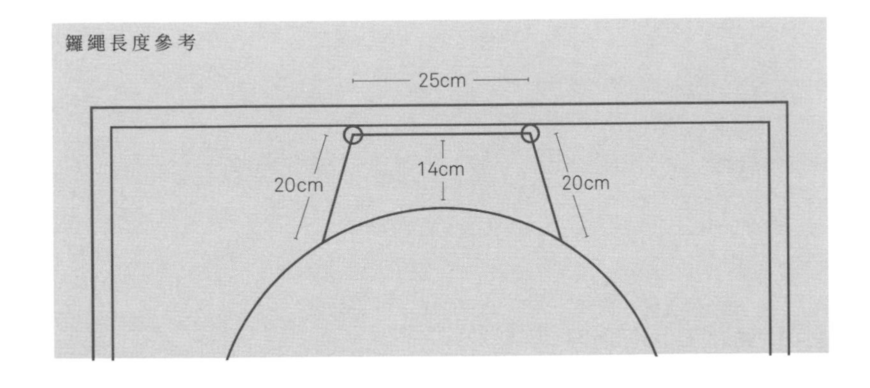

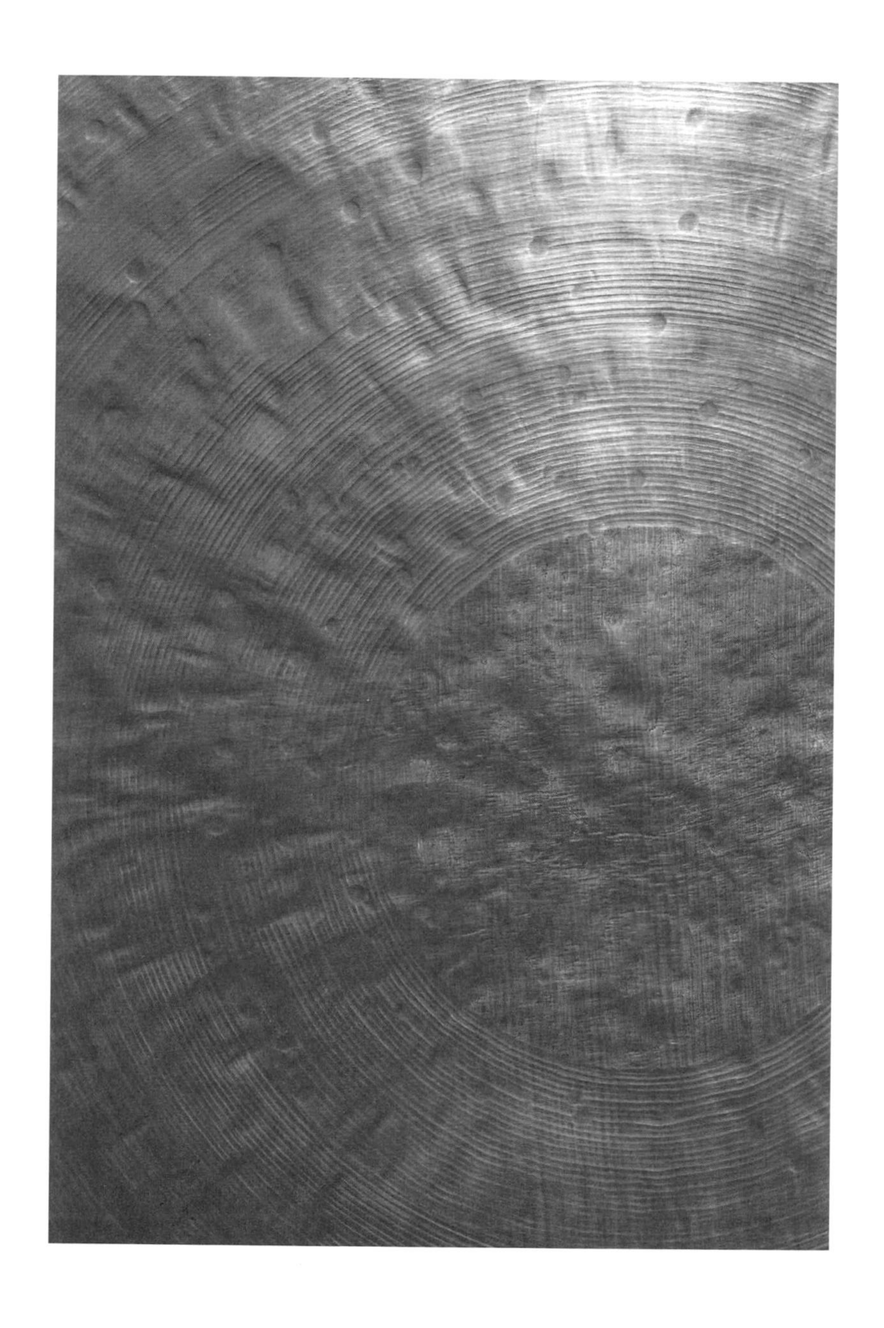

後記——我的靈魂暗夜

以音樂的翅膀飛翔，用愛的力量觸動每一個靈魂，
讓我們成為智慧和愛的使者，
用音樂建立更多的和諧、療癒和愛。
感謝這段旅程帶給我們的成長和啟迪，
讓我們以愛為名，繼續用音樂的力量改變世界。

在我二十幾歲時，弟弟發生了一場車禍。雖然傷勢痊癒，卻得了怪病。外表看似正常，可是脊椎歪了，走路一跛一跛，眼睛還變成斜視。雖然看過很多醫生，但治療都不見好轉，在身心都痛苦的狀況下，他變得自閉，不願意與人接觸。

他每天關在房裡不停的念經，因為他說有個鬼魂日夜不停的纏著他。多年以來，媽媽辛苦的帶著他，看過許多醫院，也跑遍了全台的宮廟，可總無法治癒他的病。後來他變得越來越消瘦，兩頰凹陷，並且不斷跟媽媽說，他再也捱不下去了，希望媽媽體諒他，他要先走一步了。

這些話聽在我們的耳裡，皆成了椎心之痛，看著他日漸虛弱的身體，我的內心也不斷的在滴血。

爸媽從小時候有記憶以來就天天都在吵架，吵了一輩子，全家都已經身心俱疲，結果弟弟又生病，讓大家的心情雪上加霜，更加沉重。

雖然遭逢這樣的困境，可是我內心深處對於家人沒有怨恨，對他們只有深深的同情與不捨，只是不知道該如何表達，不知如何跟他們說我有多愛他們。

那一年裡我跑了全台知名的宮廟問事，希望可以找到一位有緣的神明可以幫助弟弟恢復健康，可是都失望了。後來在朋友的建議下，我到八里一間很靈驗的廟宇問事。

那間宮有三層樓，裡面擺了上百尊的神明。我一層一層的上香拜拜，一直拜到第三層，我跪在中間，焚香祝禱拜託眾神明幫幫弟弟，救救弟弟。或許是上蒼感受到我的真誠虔誠，就在我祝禱完後，原本艷陽高照的日子突然連劈三道驚雷，瞬間還下起了狂風暴雨。

剎那間形成了大太陽＋驚雷閃電＋狂風暴雨的特異景象。我心中霎時想到電視上面演的，如果人間有重大冤情時，就會六月飛霜，氣候大變。想到這裡，心中就很難過，直覺讓我知道有不好的事情要發生了。

後來下去大廳，濟公師父上身，他說我弟弟的情況很不樂觀，應該這幾天就要離開人間了，他很遺憾幫不上什麼忙。我聽了感覺非常的悲傷，卻又不知如何是好。心裡很自責，一定是我沒有把弟弟照顧好他才會生病。後來開車回到媽媽和弟弟的住所樓下，因為不知道怎麼跟他們說，猶豫再三就沒有上樓。

想不到就在隔天的凌晨，弟弟就自殺離開了。當早上接到媽媽的電話，我整個人崩潰。回到家裡，大家哭成一團，哭完還是得強打著精神繼續為弟弟辦後事。

弟弟的遺書只是簡單的寫著：「親愛的爸爸媽媽，很抱歉我先走了。希望你們以後都不要再吵架，我希望你們可以彼此相愛。」短短的幾句話，卻讓每個人都哭斷肝腸。親愛的弟弟直到最後還是希望爸媽的感情恢復如初。

因為擔心媽媽過度悲傷，我們讓媽媽搬去和爸爸、哥哥住在一起。我把工作辭了，一個人住在弟弟自殺的屋子裡，每天幫他籌備不同的超渡法會。

剛開始住在那裡頭幾天，有天晚上我洗澡時，清楚聽到弟弟在叫我的小名，音調聽起來就是他本人，可是當我問他：「你想告訴我什麼？」卻完全沒聽到回答。

弟弟頭七時，我一個人打算等到天亮，希望能夠看到弟弟回家的蛛絲馬跡。等到兩點時，我的手機狂響，接起來卻沒有人回答，只覺得背景是無止盡的空洞。總共響了兩次，都是一樣無人回答的空洞背景，也沒有來電號碼。

凌晨三點時，發生了一件怪事。他的房間窗戶緊閉，我把他的門打開，讓我從客廳就可以看見房內動靜。在房門口有幾個塑膠袋，其中一個塑膠袋突然慢慢平穩的飄到空中約一個人的高度，像是被人用手拿起來一般，再慢慢飄回地上。整個屋子並無任何風吹過，可是我不斷詢問：「是你回來了嗎？是你回來了嗎？」

但沒得到任何回答。等到五點，家中出現一隻五彩斑斕的小蟲。甲殼上有著五六種顏色，我從來沒有看過這種蟲子，直覺他就是弟弟的化身，我開始跟他說話。可是就在約六點時，我一轉頭，那隻小蟲就消失了。

在接下來的兩年裡，我突然喪失了工作的能力。弟弟過世前，我在一家義大利餐廳當協理，在餐飲業已累積十年的經驗，原本現場營運和管理是我最擅長的工作，可是在弟弟出事之後，我變得非常的焦慮、自責、無法入睡。舉辦完所有的超渡法會之後，我突然變得害怕接觸人群，常常發呆恍神，無法正常的與其他人溝通交流。

我不知道自己是不是生病了，只記得弟弟過世後的頭兩年，我非常想結束自己的生命。

我沒有去看醫生，只知道心裡很苦，可是又不知道要跟誰說，我不知道自己怎麼了。我知道以我的豐富資歷，只要去面試，都會很容易錄取主管的工作，但是真的錄取之後，我都陷入深深的焦慮，對人群恐慌，每次都在上班前最後一天跟人家打電話，說抱歉無法去上班。

我就這樣困在原地好多年，每天都很想把自己拉起來，可是就是沒有辦法再像以前一樣輕鬆自若的服務客人和管理員工。我一直問自己，到底怎麼了？為什麼走不出去？可是還是要生活，還是要吃飯啊！最後沒有辦法，只好去做我不熟悉的領域。因為在其他行業都沒有經驗無法錄取，只好去了一個不會拒絕我的地方——去骯髒的下水道拉寬頻電線，或許是因為當時我的自我價值走到最低，這一份工作在我心裡最沒有抗拒。

就這樣每天去漂著穢物的下水道拉寬頻電線，慢慢地我讓自己恢復到上班族的生活。雖然一切還是很糟，可是我已經在想辦法拉自己起來了。

這一份工作是日結的，有做才有錢。錢不多又很辛苦，幾個月之後，在朋友的介紹下，我去了某間寬頻的子公司幫忙客戶架設 ADSL 網路。這一份工作要爬高爬低，每一棟大樓的外觀都不一樣，架設起來有不同的難度。我在這裡工作了一年，後來有一位同事在一棟大廈樓頂拉網路時不慎摔死，我才決定轉行。

弟弟過世後，爸爸媽媽也沒有心情爭吵了。兩年後爸爸在鬱悶和自責中過世了。爸爸走了之後，媽媽更難過了，喪子又喪夫的傷痛，沒有一日能夠停歇的刺痛著她的心。我雖常常安慰媽媽，可是媽媽總是哭著說：「謝謝你為我兒子做了這麼多事，謝謝你！」我也總是哭著回答：「媽媽，妳不要傷心，他本來就是我永遠的兄弟啊！」弟弟走後七年，親愛的母親也在榮總因癌症病逝。

在媽媽轉到安寧病房昏迷的期間，我跑到保生大帝乩身面前跪求神明救我母親，我不斷在堅硬的水泥地上磕頭，請求把我的壽命折給母親，讓母親可以健康起來。在擠滿人的問事廳，只聽到我腦袋叩在水泥地的祈禱聲。「請保生大帝救救我母親！」一聲一聲，我聲嘶力竭地喊著，神明雖不說話，叩頭的我也感覺得到祂的為難。

沉默許久，保生大帝忍不住說：「好孩子，你很孝順。可是你的母親身體已經損壞，就算我把靈魂調回她的身體，她也無法活下去。一會我會去看看你的母親，讓她舒服一點，讓她沒有痛苦的離開。」

當天問事完，我馬上趕回醫院，才一進病房，便見到母親從床上坐起。她說：「你知道嗎？我剛剛昏迷過去時，看見有一個和尚來找我，說祂是保生大帝。祂很親切的來幫我治病，還給我藥吃。」對照時間，正好就是在神明剛剛答應我時。保生大帝在那時就已瞬間顯化在我母親夢裏來療癒她和安慰她，給她力量和勇氣。

我內心萬分感激保生大帝的幫助，因為神明的愛和大能，讓我母親在面對生死的恐懼瞬間消失了。後來母親果然在安心、沒有痛苦的狀態下離開了。

親人連續的逝去，帶給我巨大的創傷和打擊。同時也把我推向靈性學習的道路。從那之後，我開始研讀《與神對話》、「賽斯資料」、「歐林與達本」、《奇蹟課程》等等新時代的書籍，一邊療癒自己，一邊開始工作。我覺得自己過去好苦，渴望找到一個方法，讓別人不需要像我一樣受苦。

當時的我因為靈魂暗夜而走到生命的谷底，可是也因為這些巨大的傷痛，讓我更有同理心和慈悲心，更能理解他人的痛苦。也因為這個苦，讓我感受到這個世界大部分的人也都在受苦。我當時就想，未來一定要盡可能去幫助別人，讓這個世界更快樂。越是這麼想，我就感覺我的心越強大。

傳播療癒的使者

從 2012 年在美國第一次接觸銅鑼到現在，已經十二年過去了。在這十二年當中，銅鑼幫助我療癒了之前將近十年的身心低潮，又把太太帶到我身邊，讓我們組織了一個互信互諒的幸福家庭。又讓我在一邊學習一邊分享的過程中，帶來豐盛穩定的收入和身心覺知的提升。

正如銅鑼所發出的宇宙初始的聲音「AUM」，在他人心中持續迴響。我以過去所累積的智慧，協助他們尋找生命的美好，為他們帶來希望和療癒。期待讓我的生命經歷超越個人，成為一個傳播療癒的使者，將和諧的音符傳送至每個需要的心靈中。

誌謝

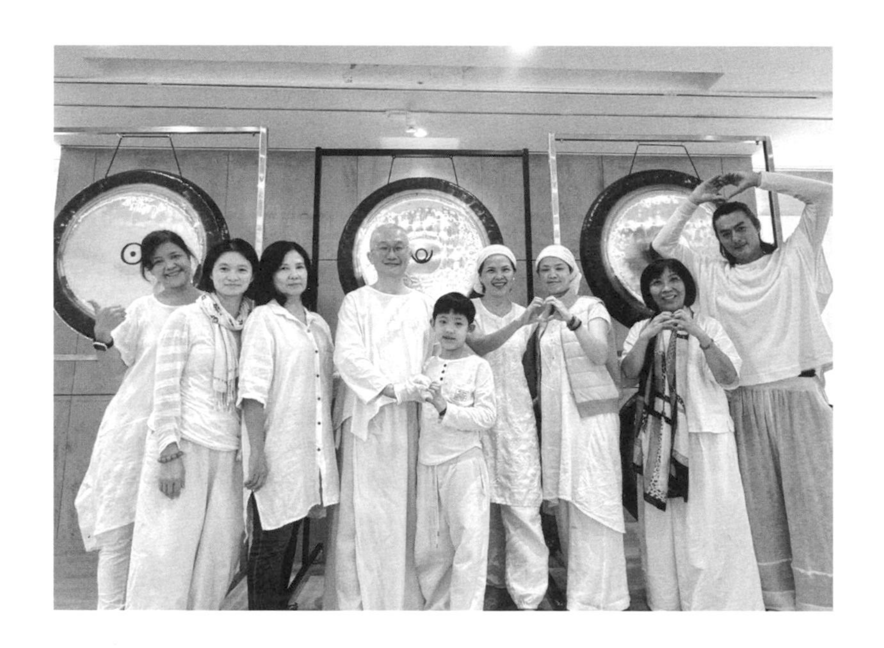

親愛的家人、朋友、學生，
以及所有這段旅程中相遇的每一位尊貴的靈魂：

當這本銅鑼音療書完成的那一刻，我的心充滿了無盡的感激。我深刻明白，這個成就絕非單靠個人努力，而是透過無數善心的支持、無私鼓勵和慷慨的幫助而成就的。

首先，我要深深感謝我的父母，雖然你們已經不在了，可是你們的愛始終陪伴著我，尤其是在我憂鬱纏身，每一個想結束生命的夜晚，你們的愛都是支持我走下去、一點一點把自己拉起來的最重要的力量。你們的愛與信任一直是我在人生逆境中前進的堅實後盾，更是我敢於不斷向內探索生命真相的基礎。

我最心愛的太太云豔，妳是我的摯友、導師和彼此激勵的夥伴，妳是我的永恆靈感之源，妳的陪伴和無條件的支持，讓我感到這個世界充滿了希望和無限的可能性。

我的家人和朋友，你們的無私關懷和深刻友誼一直照亮我生命的前路，讓我不曾感到孤單。我的學生們，你們的好奇心和學習熱情一直鼓勵著我前行，並不斷提醒我前進的方向，尋找更深刻的智慧。

我也要感謝天地和宇宙，因為我深信一切都是宇宙的安排。每一位來到我生命中的人，都帶來寶貴的經驗和啟示，讓我能夠成為今日的自己。

這本書充滿了我內心最真誠的感受和深刻的靈感。希望這本書能成為一束光，照亮每一位讀者的心靈，幫助他們重新發現內在的力量，實現健康、豐盛和幸福的生活。

這段短短的感謝無法完全表達我心底的感激之情，但它是對每一位支持者的真誠感謝。最後，我要特別感謝最具愛心和專業的編輯柏軒和裝幀設計師Jacky，你們賦予了這本書源源不絕的生命力，讓它能夠幫助人們轉化、提升，並讓愛傳遞得更遠。

滿懷感激和愛的心

Sat Nam[1]

方柏驊

[1] 在昆達里尼瑜伽裡，這句梵語的意思是「真實的自我」。

感言

我是一個六親緣薄的人
我很愛家人
可是卻很少聯絡
我有很多很棒的朋友
可是卻很少來往
這一生我很多次一個人出國
年輕遇到挫折時
我總是把痛苦和眼淚放在肚子
我不習慣跟他人述說
我以前不知道怎麼跟別人說我的感受
及長
遇到了銅鑼
它的聲音讓我自然的放下
一個下著大雨的夜裡
我在孤單和濕冷的包圍下
被痛苦和挫折破防
我站在碩大的銅鑼面前
像個孩子一樣的嚎啕大哭

或許是我驚動了銅鑼 Guru
那溫柔又包容的鑼音和振動
就像媽媽的大手一樣
緊緊擁抱著我
在那一刻
我所有的委屈都傾洩而出
它懂我
那層層疊疊的泛音就像媽媽
耐心的哄我、抱我、安慰我
讓我所有的糾結、委曲和情緒壓力
都在宇宙媽媽的音波裡轉化成為愛
我感覺到愛
我感覺我就是愛
這是一個感恩又驚喜的過程
後來經過數次自我療癒的體驗
我發覺我的內在小孩
從鬱鬱寡歡到日日歡笑高歌
我真的太喜悅
後來我舉辦了銅鑼浴
發覺有好多跟我一樣
身心痛苦壓抑的人
在銅鑼裡獲得清淨與解脫
我就情不自禁的

一次又一次協助他人

去經驗全然的面對內在的痛苦的過程

每當別人獲得健康、喜悅、輕盈

我的內心就高興的不得了

所以

後來

我和銅鑼 Guru

就漸漸開始形影相隨

現在的我

擁有愛我的妻子

和兩隻貓小孩

我們和銅鑼一起

在地球過著

分享愛和成為愛的時光

每一天

溫柔的銅鑼聲波

就像是源頭在告訴你：

沒有你做錯的地方，

只是要調整模式和信念，

療癒成長過程的創傷。

這是去除世代傷痕、

重新找回愛、憶起愛的美麗過程。

每次聽到銅鑼聲，

都是重新找回真實自我的機會。
它就像一場療癒之旅，
時間會見證你的成長，
給你帶來無限的力量、智慧和對自己的慈悲。
很高興
在這唯一的時刻

我是
我在
我愛

謝謝銅鑼 Guru
謝謝我在路上
遇到的每一位老師和每一位貴人

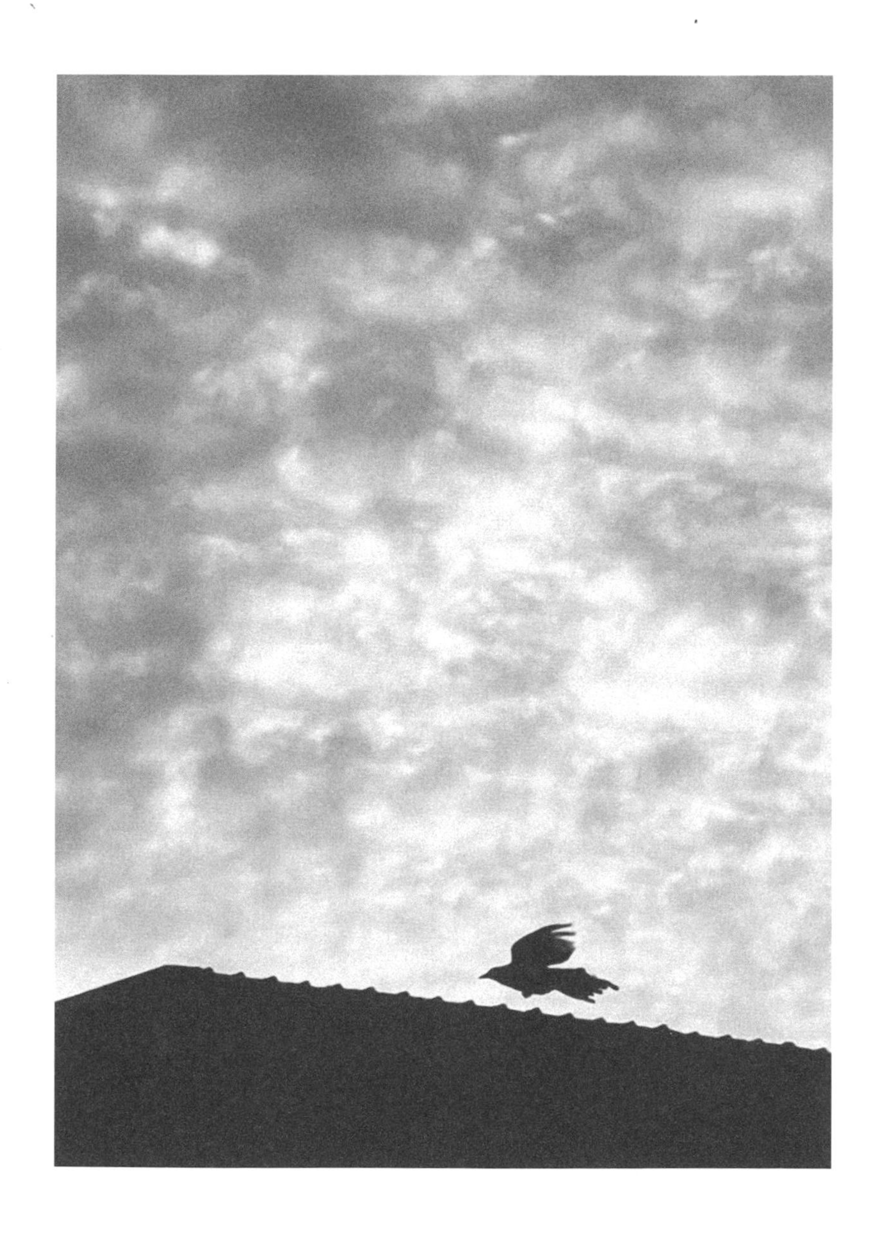

敲響銅鑼　返聽自心：
銅鑼音療入門

-

Striking the Gong and Listening to Your Heart：
An Introduction to Gong Sound Healing

-

作者 ——— 方柏驊

特約編輯 ——— 賴凱俐

美術設計 ——— 黃灝庭

書中照片提供 ——— 方柏驊、黃柏軒

出版 ——— 愛文社

發行人 ——— 黃柏軒

地址 ——— 106 台北市大安區溫州街 16 巷 14 之 2 號四樓

電話 ——— 0922983792

ISBN ——— 978-626-95744-5-2 平裝

印刷廠 ——— 黎明有限公司

定價 ——— 580 元

尺寸 ——— 14.5 x 21 cm

頁數 ——— 192

版次 ——— 初版一刷

裝訂方式 ——— 平裝

出版時間 ——— 2024 年 4 月

國家圖書館出版品預行編目 (CIP) 資料

敲響銅鑼 返聽自心：銅鑼音療入門 = Striking the gong and listening to your heart : an introduction to gong sound healing/ 方柏驊著. -- 初版. -- 臺北市：愛文社, 2024.04
192 面； 14.5*21 公分
ISBN 978-626-95744-5-2(平裝)

1. CST：心靈療法　2. CST：聲音
418.989　112022167